养命之方

罗大伦讲
名医张锡纯
传家食疗方

罗大伦———著

科学技术文献出版社
SCIENTIFIC AND TECHNICAL DOCUMENTATION PRESS
·北京·

图书在版编目（CIP）数据

养命之方：罗大伦讲名医张锡纯传家食疗方 / 罗大伦著 . — 北京 : 科学技术文献出版社 , 2022.7（2024.12 重印）

ISBN 978-7-5189-9078-8

Ⅰ . ①养… Ⅱ . ①罗… Ⅲ . ①食物疗法 Ⅳ . ① R247.1

中国版本图书馆 CIP 数据核字 (2022) 第 058585 号

养命之方：罗大伦讲名医张锡纯传家食疗方

策划编辑：王黛君　责任编辑：王黛君　宋嘉婧　责任校对：张　微　责任出版：张志平

出 版 者	科学技术文献出版社
地　　址	北京市复兴路 15 号　邮编 100038
编 务 部	（010）58882938，58882087（传真）
发 行 部	（010）58882868，58882870（传真）
邮 购 部	（010）58882873
官方网址	www.stdp.com.cn
发 行 者	科学技术文献出版社发行　全国各地新华书店经销
印 刷 者	艺堂印刷（天津）有限公司
版　　次	2022 年 7 月第 1 版　2024 年 12 月第 3 次印刷
开　　本	710×1000　1/16
字　　数	105 千
印　　张	14
书　　号	ISBN 978-7-5189-9078-8
定　　价	59.90 元

那些厨房里的灵丹妙药

　　我宣传中医这么久，其实最重要的工作就是讲了一些平时大家生活中就能用到的，具有中药特性的食材，中医把它们叫作药食同源，比如，山药、三七、人参等。讲完以后，大家特别喜欢，并且还能够广泛应用，在生活中遇到的一些小问题，很多人在家里通过厨房就能解决了，觉得受益无穷，这让我很高兴。

　　这些知识的来源是哪儿呢？

　　其实，我的很多知识都是从张锡纯那学的，学习中医以来，我受张锡纯的影响特别大。张锡纯作为近代中医鼻祖，讲了很多中药和他的体会，有些是古人没试过的，有些是古人试过但是没有重视的，只把它当作普通补脾的药，但张锡纯就拿它做救命药。我刚学的时候也不相信，山药真能起这个作用吗？但是后来发现，一旦找到好的品种用上后，古人所讲的效果立竿见影。我给孩子治感冒、散寒、扶正气的时候也证实过，山药的效果确实非常好，远超我的想象——很多孩子刚要外感的时候，一喝山药水马上好了，感冒后咳嗽了两个月不见好，喝山药水也治好了。其实这就是中医的神奇之处。

别的医生都比较重视方子，但张锡纯特别喜欢用简单的食材治病，以食为药，给大家调理身体，开创了药食同源的先河，是药食同源的使用大家。

我一直很重视张锡纯的思想，自己也从中受益颇多，所以就想把这些内容介绍给大家。我把他的用药思路、具体方法详细地梳理出来，大家知道在什么情况下应该用什么，基本上可能未必用药，只用食疗的东西，就能解决很多问题了。

比如说山药，古人并没有很重视它，但他重视起来了，就能把问题解决。我觉得这应该是保健养生的一个重要的方向。

如果大家能够在厨房就把身体调理好，让身体不被疾病所困，或者刚开始出现症状时，就把它调理过来，这就是在保护自己，也是自己的福分，因为您不会让疾病有机会发展到更重的阶段了。

　　所以，希望大家能通过本书多学学养生知识，学学药食同源的品种，学学在厨房里怎么养生、怎么去保护自己。

罗大伦

2022 年 1 月 6 日于三亚

目　录

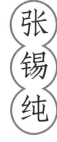

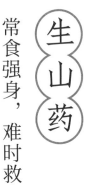

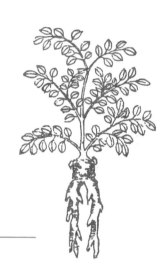

叁

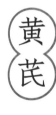

黄芪

大补心肺，延缓衰老

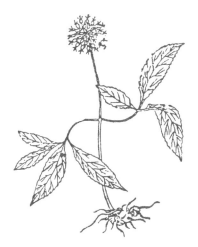

肆

三七

止血化瘀，天下莫之能敌

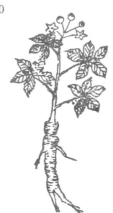

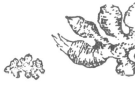

柒

干姜

消解受寒后引发的生命危险

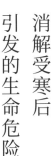
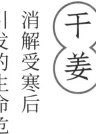

捌

地黄

一生都离不开的补肾良品

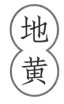
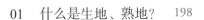
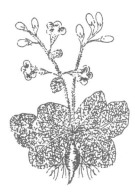

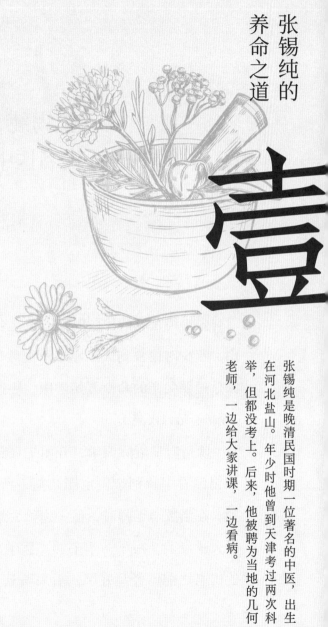

张锡纯的
养命之道

壹

张锡纯是晚清民国时期一位著名的中医，出生在河北盐山。年少时他曾到天津考过两次科举，但都没考上。后来，他被聘为当地的几何老师，一边给大家讲课，一边看病。

01

张锡纯，
中国近代名医中的名医

张锡纯是晚清民国时期一位著名的中医，出生在河北盐山。年少时他曾到天津考过两次科举，但都没考上，于是回家后遵照父亲的命令开始学医，一边学中医理论，一边临症（诊断和治疗疾病）。

晚清时期废除旧学，开始提倡新学。讲西学没人会，但张锡纯看书特别杂，也懂几何，所以被聘为当地的几何老师。在当数学老师时，他一边给大家讲课，一边看病，积累了大量经验，写了一本书叫《医学衷中参西录》。这本书在他出名之前已经写好了，后来快到50岁的时候，他才开始出名，怎么回事呢？

当时德州驻军统领邀请他去当军医，任军医政。从此，张锡纯开始了专业行医的生涯。他随着驻军四处行走，在部队里又接触大量的患者。随着他医学水平不断提高，他的医名也开始不断传播。后来张锡纯到沈阳建立了一家中国最早的中医院，这是怎么回事呢？

原来张锡纯的书在当时非常有名，他想要出版，就将书稿送到了北京一个版权管理部门。正好沈阳这边也有人在此申请专利，在桌上看到了他的书稿，看完之后觉得书稿写得太好了，就主动联系张锡纯，提出要赞助他出版。于是，他就开始拉赞助，最后把这本《医学衷中参西录》给出版了。

这本书一出版就风靡全国，直接影响比较大的还是沈阳，可见沈阳在张锡纯成长过程中有着非常重要的位置。

当时，奉天（今天的沈阳）有个当官的人喜欢中医，是个养生爱好者，没事就买中医书来看。有一天，他外地的一个朋友跟他说："我的太太得了病，能否帮我在沈阳找个名医给她看一下？"

他的朋友把太太的病症说完，他马上说："这个病我能治，我刚买了本书叫《医学衷中参西录》，这本书里有方法，你先别找名医，名医未必能治得了你太太的病。等我把治病的这个方子抄回来，你拿回去用一下，看看有没有效果。"

结果他的朋友回去按照这个方子抓了药，让太太吃了几服，病居然好了。局长一看了不得，这本书竟然这么好，于是就去大帅府，找大帅府的秘书商量说："我们奉天就缺这样的名医，你来看这本书，写这本《医学衷中参西录》的张锡纯可了不得，他的医学水平太高了。"

两人商量后，打算办一所医院，请张锡纯来当院长。然后局长就给张锡纯写信，说："我们能不能联合起来办一所医院？以前中医看病都是门诊，医生开完方就走了，下周再过来。可如果在医院里住院，医生不断观察患者，就能更详细地知道患者的病情。"

张锡纯一看，觉得能够大展平生所长，更好地治病救人，他就去了奉天，办了一所中医院——立达中医院，影响力非常大。在这里，50多岁的张锡纯开始大展宏图。他后面出版的书里很多病例都是在这个时候详细观察患者的情况后记载下来的。

在沈阳，张锡纯度过了人生中最辉煌的一段时光，他不断地给患者看病治病，并且能治得非常好。

后来因为战争，时局动荡，张锡纯就回到了天津，继续行医，并办了一所函授（以通信辅导为主的教学）学校，影响也很大。后世和当代很多有名的老中医，都是张锡纯办的这所函授学校培养出来的。

02

张锡纯看病的特点：
一味单方药，治病又养命

张锡纯对民国以后中医行业的发展影响非常大。曾经有部门做过调研，问了一些有名的老中医，谁在近代中医事业发展过程中影响最大，大概有 80% 的老中医写的是张锡纯。

也就是说，张锡纯的医学成就在民国时期应该是处于全国最高的位置。

他看病有哪些特点呢?

特点一：开的方子很直接，几服药解决问题

张锡纯看病的效果非常好，给患者开的方子非常直接，

在他的医案里，往往只需几服药，就能解决问题。所以，张锡纯看病的特点是雷厉风行。

特点二：不排斥西医，提倡中西会通

张锡纯看病不排斥西医，所以他写的书叫《医学衷中参西录》，他觉得中西医应该会通，中医应该把西医包容进来，比如说西药，应该归纳出药性来，它是寒性的还是温性的，应该入什么经，归纳出来以后，再把西药像中药一样去开方。

所以说，他是一位非常开明的中医，不像有些中医只觉得中医好，认为西医一点用都没有。在张锡纯那个年代，已经开始讲究中西会通给患者治病了。

特点三：精确掌握药性，擅长使用单味药

张锡纯看病还有一个最大的特点，这也是我非常欣赏张锡纯的地方——他对每一味药的药性都掌握得非常精到，特别擅长使用单味药。

我们很多人学中医，一上来就是方子，一开方子就是四君子汤、四物汤等，以方子来治病，但是每一味药的药性究竟是什么样的，每一味药用多大分量能起作用，什么人用什么药，一味药的功能到底是什么，未必能掌握得很清楚。

张锡纯特别擅长用单味药，每一味药的功效都很清楚，比如，黄芪用多大分量能达到什么效果；生石膏用多大分量达到什么效果……在每一味药用得非常清楚的基础上，他再用单味药组成方子，这时候，这个方子的作用点到底在哪儿，它的药力到底有多大，张锡纯都非常有分寸。

特点四：师古而不泥古

张锡纯对《伤寒论》也特别有研究，他的好多方子是从《伤寒论》的经方中提炼出来，然后再进行组合。他师古而不泥古，把张仲景当作自己的老师，跟着老师学习，学了以后，又不拘泥于原来的药方，他把药方改一改，改得非常得体，这也是我们要学习的地方。

因此，学习张锡纯的书，是我们学习中医很好的入门。

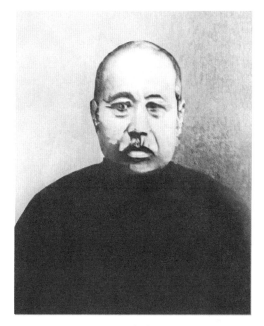

张锡纯

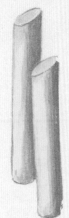

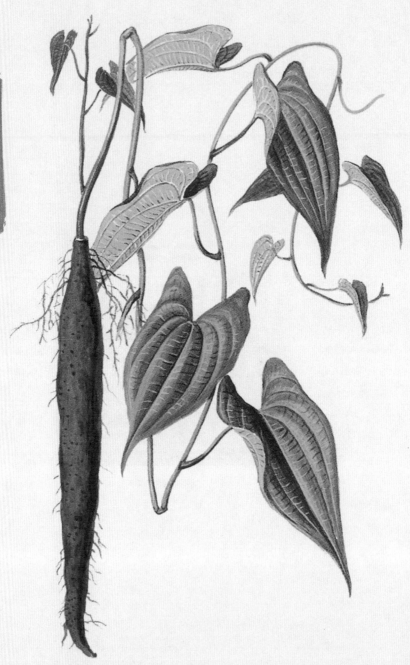

生山药

山药本为林下享，筠篮那得致兵厨。

传担云月并持与，长夜读书应所须。

味甘 性平

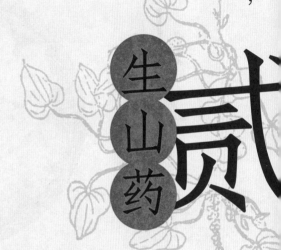

常食强身，
难时救命

贰
生山药

山药性平，色白入肺，大补肺气；；煮好了后是甘甜的，入脾经，能补脾；它的汁液非常浓，又可以强志育神，补肾——肺、脾、肾三脏都能补。

生山药

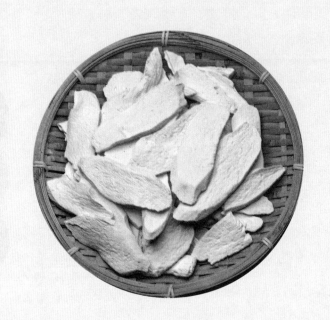

　　山药色白入肺，味甘归脾，液浓益肾，能滋润血脉，固摄气化，宁嗽定喘，强志育神，性平可以常服多服，宜用生者煮汁饮之，不可炒用，以其含蛋白质甚多，炒之则其蛋白质焦枯，服之无效。若作丸散，可轧细蒸熟用之。处方编中一味薯蓣饮后，附有用山药治愈之验案数则可参观。

——摘自《医学衷中参西录》

甘

平

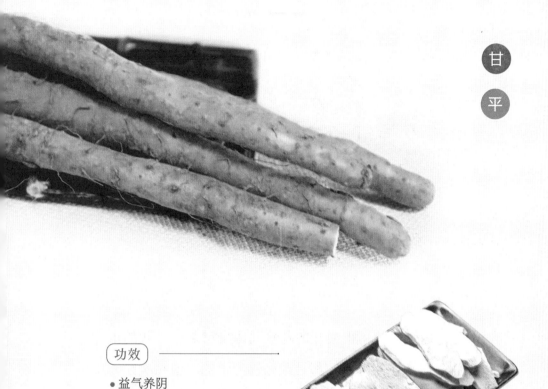

功效

- 益气养阴
- 补脾肺肾
- 涩精止带

主治

① 脾虚食少，大便溏泻，白带过多。

② 肺虚喘咳。

③ 肾虚遗精，带下，尿频。

④ 虚热消渴。

01
女性气短、产后体虚，
用生山药熬水喝

山药，是张锡纯用得最好的药食同源食材之一。我的很多用山药调理身体的方法，都是跟张锡纯学的。他每次帮人调理就用这些药来回组合，根据患者身体情况的不同，不断进行搭配，这是他高明的地方。

我先给大家分享一个张锡纯用山药帮一个女性调理气短的案例。

一个生完孩子十余天的女性，突然觉得上不来气了，开始喘、咳嗽，身体还发热、出汗。她家人就请了医生来诊治，用黄芪、熟地和白芍等补药开了一个方子，结果喝完药，女子出汗越来越多。

她的家人没办法，就把张锡纯请来了。张锡纯来了后一看，患者的脉跳得非常快，一呼一吸之间，能连着跳七下。此时患者已经非常虚弱了，看起来病好像很难治了。张锡纯说赶快去买六两生山药（生山药不是菜市场卖的鲜山药，而是切成片晒干的山药。药店里卖两种山药，一种是生山药，另外一种是炒山药，炒山药的药性非常少），买来以后熬汁给患者喝，喝完了再添水煮。一昼夜，这个女性喝的全是山药水。

张锡纯认为，山药性平，可以常服多服，对身体有好处。"宜用生者煮汁饮之"，它适合用生的，"不可炒用"。山药色白入肺，大补肺气；煮好了后是甘甜的，入脾经，能补脾；它的汁液非常浓，又可以强志育神，补肾——肺、脾、肾三脏都能补。这个医案里，张锡纯让这位患者一整天喝了六两生山药熬的水，第二天又换了六两生山药熬水，就这么一点点把她的病往外引。最后喝了三天山药水，肺、脾、肾三脏一起补，就补过来了。

02

老人生病住院，用100克生山药熬水喝可以帮助恢复精力

张锡纯对山药用得太好了，我学会张锡纯用山药的方法以后，经常碰到年轻人问我："罗博士，我父母在医院里住着，饮食靠鼻饲，我给他打虫草、人参水行不行？您能不能给我开个方子？"

我说："都别乱用，这时候服用山药水会有效"，通常我会让家属用大量生山药片熬水给患者喝。

山药补肺、脾、肾三脏见效很快，启动脾胃功能尤其有效。张锡纯认为它能够促进人身体气机升腾，给患者服用后马上就会出现转机。

一般我会用 100 克生山药，把水慢慢倒进去煮，给患者服用山药水即可——我用这个方法救过好多老人，连重症监护室的医生都奇怪，怎么喂了山药水之后，患者的身体就一点点恢复了？

我认为生山药是上天赐给我们人类的救命之物，别把它当作寻常的菜了。

请记住，生山药不是我们菜市场卖的山药，而是药用的怀山药，其中，河南焦作温县出产的山药药性更好。

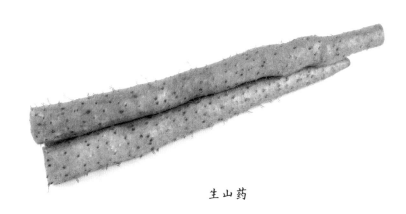

生山药

03

生山药
能调理肺结核、治闭经

我认为，山药是强壮脾胃功能的无上之药，没有比它更厉害的了，我平常用得特别顺手。张锡纯认为山药还能滋润血脉、固摄气化、治咳定喘等，说山药用起来力量特别大，所以他在治疗很多大病中时都用干山药片（生山药）。

民国二年，张锡纯在大名府医治过一位室女（没出嫁的女孩）。这个女孩患了肺结核之类的病——"劳瘵"年余，身体非常虚弱，整天卧床不起，而且她还闭经了。

她的家里人就请张锡纯来看病，张锡纯给女孩开了一个方子——资生汤。

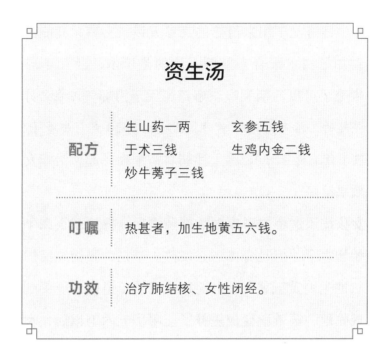

资生汤

配方　生山药一两　　　玄参五钱
　　　　于术三钱　　　　生鸡内金二钱
　　　　炒牛蒡子三钱

叮嘱　热甚者，加生地黄五六钱。

功效　治疗肺结核、女性闭经。

在这个方子里，生山药补脾、生肺津，能让肺功能更强大；生鸡内金消食、活血化瘀，张锡纯认为，一般活血化瘀的药，有可能太猛，但生鸡内金化瘀的作用非常好，它也是血肉有情之品，不伤正气。鸡内金如果炒焦，就叫炒鸡内金，也可以消食导滞。因此，干山药配生鸡内金可以一边补一边化瘀。

方中还搭配了用来清热的玄参五钱，玄参尤其能清上焦之热；加了白术配合来补脾，用的是于术，浙江于潜的白术；牛蒡子可以清咽利喉、解毒，用于清邪气（在治疗一些外邪引起的久治不愈的咳嗽时，用干山药30克、牛蒡子3克，熬水服用效果也很好）。将上述药材搭配在一起，治疗女性的闭经效果很好。

女孩按照这个方子连服数剂药之后，胃口就上来了，饮食开始增多了，但是身体还是发热。于是，张锡纯又加了滋阴清热的生地黄五钱——生地黄最清热，但很少能买到。地黄做成熟地，药效就变成滋补了。喝了五六剂以后，女孩的热就退了，能起床了。

但她的腿还疼，不能行动，于是张锡纯又加了丹参、当归各三钱，让女孩又喝了十剂，她的腿疼就好了，月经也来了，女孩的病基本就好了。

但女孩的白带很多，张锡纯就把丹参去掉，加了生牡蛎六钱，把白术加了一倍，连服十剂，白带的症状也消失了。

张锡纯治病，基本上是指哪打哪，他的心里非常有数。资生汤创立好以后，他把这个方子寄到家里去，弟子们用这个方子治病，效果非常好。

这个方子告诉我们一个道理，**女性闭经的原因很多，情绪不好导致脾胃受伤引起的闭经是重要因素之一（肝木横逆克脾土）。脾胃是血的来源，脾胃弱了之后就不能吸收营养物质，血的来源就没了，所以脾胃与月经的关系非常密切。**

现在很多人一看到女性闭经，就给您使劲养血，让您活血化瘀通经络。我觉得，单纯活血化瘀的思路不好——如果患者的脾胃弱，血不足，是没有血可通的，所以这时要先养血。就像河沟里没有水，只通河沟是没有用的。

养血的好方法就是养脾胃，所以我会先用龙眼肉、生山药等药材来养脾胃，龙眼肉味甘补脾，色赤入心，养心血；干山药补脾胃。张锡纯很讲究，他往往就用干山药配点生鸡内金来活血化瘀，慢慢把血养足了，月经就来了。

我曾见过一个小女孩减肥减得骨瘦如柴，而且闭经——这种女孩往往减到最后都会闭经，甚至丧失生育功能。

当时，这小女孩胳膊一伸出来肌肉都没了，像骷髅一样，说明她的脾胃大虚，脾胃一虚，月经就没了，所以女性生殖系统就退化了，将来生育都有问题。

我一看之前医生给她开的方子全是活血化瘀的，但这时她的血都没有来源，所以给她化瘀是没用的。

张锡纯的思路是先补脾，把脾补足了以后，血有来源了，再去通经络才有效。

上面的病例告诉我们，**脾胃很重要，女性是靠血来养的，脾胃伤了，血就会不足，血一亏百病丛生**。此外，减肥要靠适当节食，锻炼身体才行，千万不要靠饿。

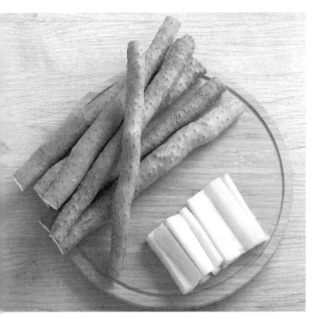

生山药

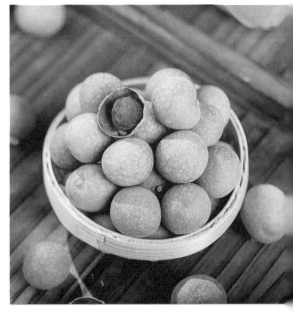

龙眼

04

一味薯蓣（山药）饮，
止喘止渴止腹泻

下面是张锡纯，帮一个40多岁的人调理温病的案例（温病是引起人体热证的病，是过去对外感病的一种称呼）。

温病学说起源很早，是中医的一个著名理论，在清代得到了很好的发展。温病指的是人体受外邪（寒邪或温邪）侵扰后，会出现咽喉肿痛、痰黄、胸中热痛、浑身发热等症状。现在温病理论在临床上经常被用到，很多传染病、外感病都是温病。

中医治疗温病有各种各样的方法，比如往外清热透邪。当时，这位40多岁的患者经过治疗，外感之火大约已经消了十之八九了。但有一天他突然大便有点控制不住——"大便忽然滑下"了，同时不断地喘息，呼吸急迫——"喘息迫促"。

中医认为，肺与大肠相表里，一个人大便滑泻应该与肺气不固有关。于是他就把张锡纯请来，张锡纯一诊他的脉特别虚弱，两个尺脉（肾脉）稍微按下去一点就摸不着了，说明这人正气不足。这时张锡纯想了一个方子——"一味薯蓣饮"，就是用一味山药熬水喝。

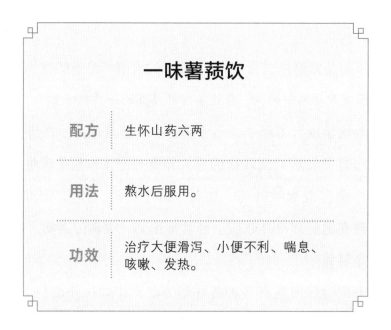

一味薯蓣饮

配方	生怀山药六两
用法	熬水后服用。
功效	治疗大便滑泻、小便不利、喘息、咳嗽、发热。

张锡纯让患者的家人用六两生山药（干山药片）煎汁，熬出两大碗山药水，患者想喝水时就把山药水当作茶慢慢地给他喂下去，喝完了往里续水再煮。

这个人两天一共用了十八两干山药片熬水，喝下去以后，他喘的症状消失了，烦渴好了，大便滑泻也止住了。

张锡纯特别擅长用"一味薯蓣饮"来治病，当他治疗外感剩一点余邪的情况时，用这个方法一下就能把患者虚弱的状态扭转，这也说明山药补肺、脾、肾的作用非常强。

张锡纯经常用山药治喘，补脾补肾，脾气足了培土生金，肺气才足，喘才能好。曾经，我有一位中学同学的哥哥肾气不足，患了很多年的哮喘，用激素导致人都发胖了，但是还止不住喘。

当时，他因为一次外感引起了剧烈的哮喘，已经虚弱到无法行走的程度了，有的医生说他可能"够呛"了，后来他一定要找我。当时是两个人架着他，一小步一小步蹭着过来的。来了以后，我问他："这是不是外感引起的？"他说是，当时他的情况特别严重，说话都是喘着说的。

我决定给他先治外感，给他开了个治感冒的方子，告诉他这个方子不用多喝，喝两三天，等他觉得外感控制住了，再用100克山药片熬水，但凡想喝水了，就喝山药水，也别故意往里灌，只要渴了就喝。没有了续水接着熬，山药片不用吃，因为它的药性都熬出来了。

结果他用了这个方子几天后，告诉我自己恢复得特别好，能够行动无碍了。我现在但凡碰到外邪引起哮喘的患者，气上不来了，有哮鸣音时，我都要清外邪，因为外邪是关键。没有外邪的哮喘患者，我只要判断这个人的肺、脾、肾三脏有虚损的，就让他喝山药水，效果非常好。

古代文献总说山药能治喘，很多人除了有外感的实证之外，也会有虚证，所以会喘。山药像大将军一样，能将肺、脾、肾通调，从而很快扭转局面，立竿见影。

在治疗咳喘、哮喘时，我们往往用干山药。菜市场的鲜山药吃了也有作用，但是没有干山药片的作用这么强，因为中药经过炮制后，它的药性会改变、会增强。我一般主张用干山药片入药，并且用"一味薯蓣饮"配合治疗，这往往能起到意想不到的效果。

05

孩子哮喘、咳嗽、拉肚子，
可每天喝"薯蓣粥"

奉天（沈阳）大东关，有一个姓郑的老师，叫郑子绰，他的女儿才五岁，有一年秋天孩子被凉风吹到了，身体一直有点热。

医生认为，小朋友的身体有点热，没有用辛凉表散药往外发散，都是用黄连、黄柏等凉性的药来对抗体内的热。结果小女孩连服了十余剂苦寒的药以后，脾胃受伤了，出现了大便滑泻。

小朋友的脏腑娇嫩，有的药一旦用得过了，他们马上就有反应，有时给他们用点清热、解毒的药，有的孩子会立刻

脾胃受伤，开始腹泻。

这个小朋友就是因为用的药太狠了，结果闹肚子月余不止，而且上焦的热更加厉害了。家人请其他医生来看，他们都推辞，说治不了，这时就请了张锡纯来治。

张锡纯来了一看，小孩泻了一个多月，身体已经非常虚弱了——"形状羸弱已甚"，脉象细微，脉浮在表面且跳得很快，孩子自己感觉心里热，她也确实在发热，并且还有经常恶心，吃不了饭，一个昼夜泻十几次的症状。

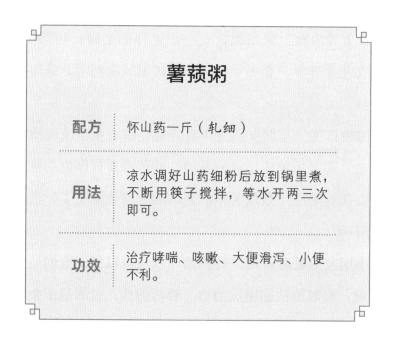

薯蓣粥

配方	怀山药一斤（轧细）
用法	凉水调好山药细粉后放到锅里煮，不断用筷子搅拌，等水开两三次即可。
功效	治疗哮喘、咳嗽、大便滑泻、小便不利。

这时药已经不大好用了，张锡纯就想了一个方子——"薯蓣粥"，就是把干山药片（生怀山药）给轧细了，然后过箩，越细越好，取一斤，就这一味药，每次用七八钱，最多一两（30克），和凉水调好后放到锅里，放炉子上煮，并且不断用筷子搅拌，等水开了两三次了，粥就好了，这就叫"薯蓣粥"。

这个粥，无论大人、小孩都能喝，能治疗哮喘、咳嗽、小便不利或每次小便的量不多等一切正气不足导致的虚弱之症，治疗大便滑泻尤其有效。薯蓣粥是张锡纯的杀手锏，对于这种虚损特别严重的病，尤其是腹泻，他往往会用这个粥补脾胃，固住大便，让患者不再滑泻。

小朋友喝薯蓣粥时可以放点糖，会很香很甜。这个小朋友每天喝了四五次，一次喝数羹匙，结果十来天，他的病就好了——"旬日全愈"。

张锡纯在这个医案后面专门提到，农村的小孩在秋夏之交，经常会得滑泻症。因为这时天热，很多小孩喜欢喝凉水、吃瓜果，这些生冷之物容易伤脾胃，导致腹泻、浑身发热（阴分不足）、燥渴（津液不足）、小便不利等情况，所以这种病很难治。有时治得不恰当，孩子的身体从此就垮掉了，怎么调都调不好了。

张锡纯说只有怀山药，脾肾双补，利小便而止大便，是一味良药。而且怀山药又是寻常的食物，用它做粥，少加点白砂糖，小孩会特别喜欢吃，一天煮两次粥喝，数日病情就会缓解、痊愈。

"薯蓣粥"和"一味薯蓣饮"的区别

这里说的"薯蓣粥"和前面说的"一味薯蓣饮"有什么区别呢？

"薯蓣饮"是把干山药片切完了熬水，只喝这个水，喝进去的都是它的药性，山药的本体没有吃进去，药渣扔了。对正气不足的人可以起到滋补的作用，尤其是在患者胃气大亏，最后抢救阶段，用它来治效果特别好。

"薯蓣粥"是把山药整个研成粉末，熬水，相当于把山药都吃进去了。这对腹泻的人来说特别好。

大便干燥的人，如果把山药都吃下去了，会更加干燥。

我一般主张，有腹泻的孩子就吃山药粥，把山药吃进去。对于大便没问题或有点干燥的人，就用干山药片熬水喝。

一个用水取山药的药性，另外一个把山药磨成粉末熬粥，也取山药的药性，但是增加了固摄大便的作用，两者的应用是不同的。

但要注意的是，不是所有腹泻都可以用怀山药治。

由严重外邪引起的腹泻不要用，比如，痢疾、肠胃感染闹肚子等，这种就不要用。慢性腹泻——大便总是莫名其妙不成形，肚子稍微有点难受就泻，泻完就没事的这种腹泻可以用。

体虚经常腹泻，喝薯蓣鸡子黄粥很快止泻

有一个将近 50 岁的人，闹肚子（不是外感引起的痢疾，而是慢性腹泻）半年不愈，结果导致他的身体越来越虚弱。

以前他吃的药这次吃了没什么效果，腹泻不停，于是就请人到张锡纯这来求个方子。张锡纯说这好办，就给他开了薯蓣粥。

过了几天，这个患者来了，说："张先生，我吃了您的方子确实有点效果，但是腹泻仍然没有停止。"

张锡纯说，"我再给你一个升级后的方法。你就拿怀山药（怀庆的山药）七八钱或1两，捣碎了以后熬粥，再拿3个鸡蛋，煮熟后把鸡蛋黄拿出来捏成粉末和到山药粥里，这个吃下去止泻效果特别好。"

薯蓣鸡子黄粥

配方	生怀山药粉1两　　熟鸡蛋黄3个
用法	将山药细粉用凉水调好后放到锅里煮，不断用筷子搅拌，等水开两三次就行。煮好后放入3个捣碎的熟鸡蛋黄。
功效	治疗因自身身体功能差引起的慢性腹泻。

　　这个患者一听觉得这方法比较简单，也好吃，于是回去用了两次，没想到腹泻就好了。

　　张锡纯说，鸡蛋黄有固摄大肠之功。我们一般都认为鸡蛋黄有补真阴的作用，都是药熬好以后，把生鸡蛋黄倒里边搅拌一下，但是张锡纯独辟蹊径，他是把鸡蛋黄煮好了以后，拿出来捏碎和到山药粥里喝。

　　他的这个方法，尤其适合虚弱的老人和孩子，在莫名其妙总是腹泻（自身功能差引起的腹泻，而不是外感、外邪引起的）时使用，能够固摄大肠，从而把腹泻止住。

06

爱咳嗽、老哮喘，
吃干山药配牛蒡子、柿霜饼

有一个40多岁的患者，平时稍微有点感冒了马上就喘，只要一喘，医生就给他开小青龙汤 [小青龙汤是张仲景在《伤寒论》里出的方子，治外寒内饮（指外感风寒后，出现头痛、痰多、咳嗽、水肿等症），有辛温发散的作用，可以提取肾气抗邪，所以能够散外寒、化水饮。]

一般喝一服药他的症状就好了，所以逐渐习以为常，觉得这哮喘没什么可怕的，也不用多治。结果有一天，他的哮喘发作得厉害了，连服三服小青龙汤都没治好。

这时这个人有点害怕了，就把张锡纯请来。张锡纯来了以后，一号脉，就知道他的病从根本上来说是一个虚证。以前为什么一喝小青龙汤就好了，是因为他当时的喘是外感引起的。

而现在这种哮喘则是肺、脾、肾有亏虚。但原来每次外寒一来他就往外散寒，把外邪顶出去了，没有补正，所以每次都没有彻底治愈。这时候，张锡纯就给他开了一个方子——沃雪汤。

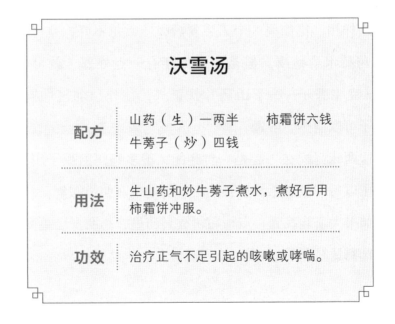

沃雪汤

配方	山药（生）一两半　　柿霜饼六钱 牛蒡子（炒）四钱
用法	生山药和炒牛蒡子煮水，煮好后用柿霜饼冲服。
功效	治疗正气不足引起的咳嗽或哮喘。

张锡纯经常用干山药片配牛蒡子，大量的干山药片用于补正，再用牛蒡子清咽利喉解毒。然后配柿霜饼（柿子压成饼后表面有一层白色的霜，把柿霜刷下来，放锅里熔化以后放到模子里冷凝就变成柿霜饼了），可以润肺止咳。

张锡纯用干山药片一两半、牛蒡子四钱熬药，熬好以后，放六钱柿霜饼冲服。结果这个人就喝了两剂药，病就痊愈了，然后又服数剂以善后。

张锡纯经常用干山药片配牛蒡子治疗咳嗽，我们现在也可以这样用，比如说一个人感冒后，咳嗽总不好，就可以用干山药熬水给他喝，但是如果他还有一点外邪，就可以配3～6克牛蒡子——干山药片扶正气，往外顶邪气的同时，牛蒡子可以清热、解毒。

这两味药配在一起是一对绝配，很多妈妈给孩子用了这个方子以后，孩子感冒后长期不愈的咳嗽有明显缓解。

如果大家能找到一点柿霜饼放到药里，小朋友会更爱喝，因为柿霜饼是甜的。

扶正止咳水

配方 干山药 30 克　　牛蒡子 3～6 克

用法 将上述药材熬水后饮用即可。

功效 扶正气，清外邪，止咳止喘。

♡ 罗博士叮嘱

去药店买干山药片时，千万不要买表面雪白、光滑、笔直的那种，这种的药效差一些。好的干山药片一定是表面疙疙瘩瘩、凹凸不平、微微发黄的。

07

孩子身体虚，经常咳嗽，喝山药薏米二宝粥能帮助恢复

有一个少年，因为感冒了，胃口不好，不想吃东西，还要去地里干活（以前穷，小孩是要干活的，不像今天的孩子专心读书就行），饿着肚子劳作，他就得病了——饿着肚子干活会引起各种疾病，张锡纯也特别重视因为饿肚子导致的疾病。

这个孩子得什么病了？叫"劳嗽"（不是外感咳嗽，而是虚劳导致的咳嗽），就是不断地咳嗽。每天下午就开始身体发热，有点发热的感觉，晚上一咳嗽就出痰，彻夜咳吐痰血。

因为患者的年龄小，所以医生就开始用滋阴补肾之药，偶尔也会加上一点人参、黄芪等。但调治了两个月一点效果

都没有，而且孩子的饮食越来越少，痰越来越多，每天晚上一咳嗽就有痰——这不是小事，真的有人一咳嗽就有痰，然后渐渐虚弱到不能起床了。

于是少年的家里人就把张锡纯请来了。张锡纯一诊他的脉，"脉虚数"，脉很虚，跳得很快，而且有点弦象（像琴弦一样绷起来）。张锡纯判断，这人"肺脾皆有伤损"——肺脾的正气不足，两脏虚弱，于是张锡纯就给他开了一个方子——珠玉二宝粥。

珠玉二宝粥

配方	生山药二两　　生薏米二两 柿霜饼八钱
用法	将干山药片和薏米捣成粗渣煮到烂熟以后，再将柿霜饼切碎放里边融化后服用即可。
功效	治疗脾肺损伤、劳嗽、发热。

在这个方子里，山药补脾，薏米泻湿，这个方子可以一边补一边往外清热。张锡纯说，只吃山药往里补，吃多了容易黏腻，补多了也容易堵住，不往外泻就会有湿气，需要再配上薏米；有时正气不足，只用薏米往外泻湿气，还可能损伤身体。所以，这两个配在一起，一个补一个泻，没有任何弊端。加柿霜饼是因为这个少年咳嗽，柿霜饼润肺止咳，如果不咳嗽就不用加。

少年开始一天吃两次珠玉二宝粥，结果半个月以后，他的病就痊愈了。

大家看，张锡纯治病给药的力道非常大，见效也比较好，因为他切中要害，药味也很简单——就三味药，而且是食疗的药材。这是一个很高明的做法。

有的朋友问我："山药配薏米和前面的山药配牛蒡子有什么区别？"

牛蒡子清邪气，可以治疗感冒过后外邪引起的咳嗽。山药配薏米是当人脾胃虚弱时，在补脾的同时，再用薏米把湿气祛掉，所以它是一个单纯的补脾、补肺的药方。

大家在用山药时，如果您的舌头上有齿印，这就是气虚、水湿重的表现，一般我建议配上一点薏米，两者的比例应该是一样的，这样配合起来比较平稳。

08

山药用在一些重症、大症里面，效果不错

我们了解山药的相关知识后，有什么用呢？

除了平常补养身体，增强人体抵抗力之外，最重要的是知道在自己和家人身体出现比较危重的情况时知道怎么用它，这才是我们学习山药知识的要点。

山药最大的特点是能激发脾胃的能量。在过去，老先生一号脉，说："这人胃气已绝"，就说明这病很危急了，患者可能救不过来了；但是他如果说："胃气尚在"，就说明可以开方子，患者还有抢救的余地——胃气，**是诊断预后非常重要的关键所在。**

而山药有恢复胃气的功能。这是我的经验，我是跟着张锡纯学的。很多人身体非常虚弱，病重时，如果您一点点给他服山药水，很快这个人的正气会越来越足，脾胃之气复苏了，身体就能够吸收营养物质了。

　　我在研究张锡纯的医案时，发现他往往在治重症、大症时用山药。很多喘得很厉害，虚弱得不行了的患者，用干山药就能把他们救过来。

　　在生活中，我们如果遇到了这种情况，比如亲戚朋友生病了，我推荐用山药，它是药食两用的食材，药性很平和，但它力挽狂澜的作用是绝对不能忽视的。

09

如何用生山药调理糖尿病？

下面讲一个张锡纯用生山药调理糖尿病的经典医案。张锡纯有一个20多岁的老乡，在天津做生意，得了"消渴症"（中医的消渴症跟糖尿病有关系，但并不完全是糖尿病）。

中医说消渴的症状是这样的：

第一，口渴，特别能喝水，比平时喝的水要多；

第二，饭量大，总是吃，总是饿；

第三，尿多，一会去一次，最后人会消瘦。

中医认为，消渴症类似今天的糖尿病。这位患者在天津治疗了三个多月，换了10多位医生都没什么效果，于是他就回老家找张锡纯医治。张锡纯一诊脉，发现他的脉非常微细，就说，"我给你开个玉液汤方子调补一下"。

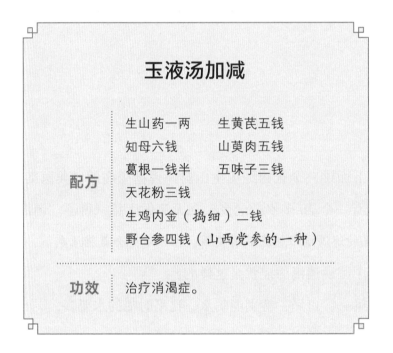

玉液汤加减

配方

生山药一两　　生黄芪五钱

知母六钱　　　山萸肉五钱

葛根一钱半　　五味子三钱

天花粉三钱

生鸡内金（捣细）二钱

野台参四钱（山西党参的一种）

功效　治疗消渴症。

患者喝了几服药以后，效果明显，渴止住了，但小便次数还是多。

张锡纯就说方子里再加山萸肉五钱，用来稳固元气、滋补肝肾。"连服十剂而愈",又吃了十服药,患者就好了。

大家会问,"这个方子怎么这么有效?难道这十服药下去糖尿病就治好了?"

张锡纯治的消渴是糖尿病的一种证型,这个患者应该是刚刚出现这些问题时,张锡纯就给他调理好了。

为什么用张锡纯的方子有效?

中医认为,**一个人患糖尿病主要是脾出了问题,不能运化水谷精微了**。实际上,我们考察也是如此,很多糖尿病患者就是因为吃得太好了,运动又少,给胰腺造成的压力特别大,逐渐导致血糖异常。在张锡纯开出的治疗消渴症的两个方剂里,主要的药都是山药,而且是生怀山药。怀山药具有补脾、滋生津液的作用,能让人没有口干舌燥的感觉,可以改善糖尿病的症状。

很多糖尿病患者都说山药好,因为通过药理分析,山药有降血糖的作用。可是有的人说糖尿病患者不能吃山药,因为山药跟薯类一样,里面有淀粉,吃多了淀粉血糖会上升。

大家就问我:"糖尿病患者到底能不能吃山药?"

我告诉大家，能吃。

山药的服用是有讲究的，它对糖尿病患者的补益作用非常强，那点淀粉实在不算什么。而且我告诉大家一个特别好用的方法：通常大家都把山药当作食品吃，把淀粉都吃进去了。但如果把山药晒成干山药片（可以买，也可以自己晒），每天拿 10 ～ 15 克来熬水喝，把山药的药性喝进去，却没有吃进去多少淀粉，这就取了山药有利的地方，而把山药对糖尿病患者的坏处规避了。

10

鲜山药好，
还是干山药片好？

干山药片是治病的，鲜山药是有滋补作用的食品

有的朋友问我，"罗博士，您之前说鲜山药好，可是后来又讲张锡纯用干山药片，这两者到底有什么不同？是不是鲜山药没有药性，只有干山药才有药性？"

不是这样的。鲜山药作为食疗用品，当作食品吃，滋补力量也比较强，但是比较缓慢。有的老人跟我反映，吃了一段时间鲜山药，气好像足了；干山药片是治病的。一个是食品，一个是药，这是两者的区别。

干山药片的做法是在天没亮时，把山药切片拿出去风干，等太阳出来了再暴晒。我们拿干山药片熬水，是取它的药性，把里面有效的成分熬出来以后，就喝山药水，等于把它的精华给萃取出来治病。尤其是在治疗急症、重症时，患者非常虚弱了，就让他大量地喝山药水，把精华都喝进去，启动脾胃功能。剩下的渣，大家吃了也没问题，因为它也是食品。

鲜山药和干山药适合什么人吃？

吃鲜山药是把整个山药都吃下去了，但体内有热、大便特别干燥的人要注意，有时把鲜山药吃下去会导致大便更加干燥，在一些身体虚损的老人身上，这种症状表现得比较明显。老人大便稳定非常关键，有时他已经大便干燥了，再把整个山药吃下去，容易造成干结，对老人的身体健康会有影响。

这时我们就可以给他喝山药水，让水的药效进去，而山药有形的实体没进去，这是一个很巧妙的方法——激发了药效，但有形的实体又没有影响大便的形状。对于腹泻的人来说，这时喝山药水就有点浪费了，不如把整个山药都吃掉，止泻的效果更好，因为山药有形的实体有止泻的作用。

河南焦作的怀山药，是药性最好的山药

自从我给大家介绍了产自中原大地的怀山药以后，就收到了无数家长的反馈，说用山药来给孩子预防外感，效果非常好。当孩子稍微有点外邪入侵的症状，用怀山药很快就能把它给驱逐出去。每次看到这样的反馈，我都非常开心。

怀山药为何如此珍贵？

山药，作为药食两用的中药材，受区域气候特征、地质特点、生长习性等因素的影响，具有不同的产地特征。我们说的"怀山药"，指的是今天河南省焦作市温县一带出产的铁棍山药，全称为"平地垆土怀山药"。

在温县，能够种植山药的土地有垆土、沙土、两合土、黄土、胶泥土等，而其中最佳的就是垆土。垆土的土质非常坚硬，我曾经在下雨天走到田里，结果发现鞋子并没有像我

想象的那样陷进泥中，仅仅在打湿的垆土上留下了淡淡的鞋印，可见其坚硬程度。垆土的矿物质和微量元素含量极高，因而种植出的山药口感与药效都非常好，是怀山药中的上品，我所推荐的怀山药，就是这种纯粹的垆土中生长出来的。

但是，毕竟垆土的面积有限，在垆土和沙土的混合地带所种植的怀山药品质也可以，虽然没有纯垆土生长出来的山药品质高，但是一般入药效果也是不错的。其他土所种植的山药，品质则要差一些。

垆土怀山药的种植方式分为平地（翻地）和打沟，质量最好的山药就是通过平地（翻地）种植出来的。垆土质地非常坚硬、黏性大，因而从平地垆土中生长出的山药，由于生长中受到土壤地挤压，最终长出来的样子都是直径较小且弯弯曲曲的，这种山药质量好、药效强。

焦作本地人都知道，怀山药是非常消耗地力的药用作物，种植一茬之后，同一块土地要至少休耕八年才能再次种植，所以要准备多块垆土地来满足轮耕种植的需要。而温县地域面积有限，优质的垆土地就更为稀少，还要分成很多块来进行轮耕，这就是优质怀山药数量稀少的原因之一。

应该说，怀山药的种植是一个复杂的系统工程。备肥、耕地、选苗、种植、浇水、拔草、施肥、采挖等，一系列环节都需要细心地操作。其间农民的辛苦，是我们难以想象的。

我越来越觉得，作为一个中国人，实在是太幸福了。原因之一，就是老祖宗给我们留下了太多宝贵的财富，让我们可以生活得更幸福。

在漫长的历史长河中，当别人还把食物当作果腹的填充物时，我们的祖先就已经体悟到了它们的寒热温凉，知道用它们调理身体，这让我们这些后人受益颇多。

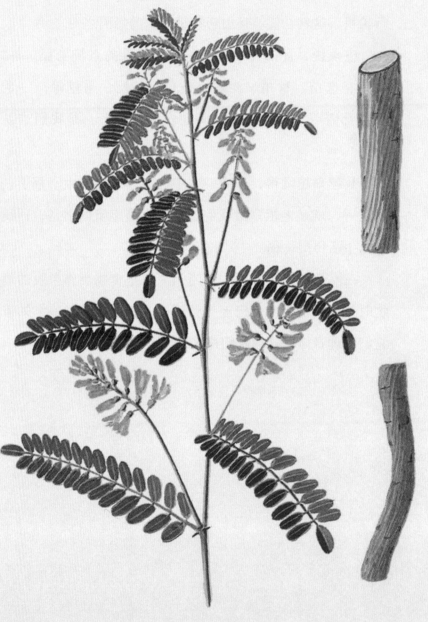

黄芪

········

孤灯照影夜漫漫，拈得花枝不忍看。
白发敧簪羞彩胜，黄耆煮粥荐春盘。

········

味甘　性微温

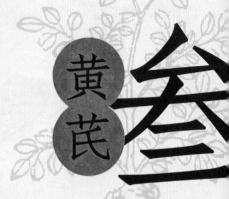

叁

黄芪

大补心肺，

延缓衰老

黄芪也叫绵黄芪，性温，味微甘（微微有点甜），嚼的时候有点豆香味，是非常常见的滋补药。善于治疗『胸中大气下陷』。

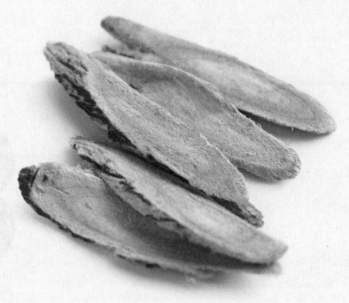

味甘 性微温

黄芪

黄耆性温，味微甘，能补气，兼能升气，善治胸中大气［即宗气，为肺叶辟阖（xì pì）之原动力］下陷。《本经》谓主大风者，以其与发表药同用，能祛外风，与养阴清热药同用，更能熄内风也。谓主痈疽、久败疮者，以其补益之力能生肌肉，其溃脓自排出也。表虚自汗者，可用之以固外表气虚。小便不利而肿胀者，可用之以利小便。妇女气虚下陷而崩带者，可用之以固崩带。为其补气之功最优，故推为补药之长，而名之曰耆也。

——摘自《医学衷中参西录》

甜

温

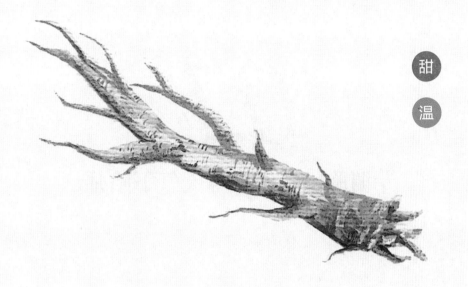

功效

- 补气升阳
- 益卫固表
- 利水消肿
- 生津养血
- 行滞通痹
- 托毒排脓
- 敛疮生肌

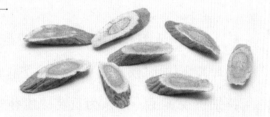

主治

① 气虚乏力，食少便溏，水肿尿少，中气下陷，久泻脱肛，便血崩漏。

② 肺气虚弱，咳喘气短，表虚自汗，内热消渴。

③ 血虚萎黄，气血两虚。

④ 气虚血滞，半身不遂，痹痛麻木。

⑤ 气血亏虚，痈疽难溃，久溃不敛。

01

黄芪，
专调胸闷、气短等大气下陷症

　　黄芪（也写作黄耆）也叫绵黄芪，性温，味微甘（微微有点甜），嚼的时候有点豆香味，是非常常见的滋补药。张锡纯特别重视黄芪，他认为黄芪"能补气，兼能升气，善治胸中大气下陷"。

　　黄芪有两种，一种叫生黄芪，过去的人认为生黄芪主要作用于体表，但是现在我们更多地用生黄芪来治内科疾病，治气虚；还有一种叫蜜炙黄芪，就是用蜜炙烤的黄芪，非常甜，可以补中。现在我们多用生黄芪，因为炙黄芪往往会让人发热，稍微有点热证的人受不了，而生黄芪会平和一点。

张锡纯有很多用黄芪来治病的病例。

比如，在我老家沈阳大东关有一个姓于的女性，快三十岁了，出嫁后没多久丈夫就去世了，一直独身，做着一份英语家教的工作。一天，她在教课过程中，因为身体不舒服，就提前回家了。到了夜半时分，她突然不能说话，感觉呼吸困难，喘不上来气。

正巧，张锡纯的弟子王子岗跟她住在同一个院里，得知她的情况后，他就马上跑去张锡纯所创办的立达中医院叩门，"张院长赶快来救人，有个人不行了，您赶快救救她吧！"。

因为张锡纯之前为这位于姓的女士诊过脉，知道她气虚。所以，这次张锡纯立刻做出判断，说她的病是胸中大气下陷所致。

中医认为，气分好多种，有肾气、脾气、肺气、肝气、心气、五脏之气，还有保护身体的卫气等。张锡纯认为，人胸中有一团气，叫"大气"，司呼吸，和肺气、心气等相关，能够支撑全身，使呼吸的枢机开合，让胸腔能固住内脏。

大气下陷以后就不能主理肺脏的呼吸了，所以她的呼吸变得特别困难，好像要断了似的。当时张锡纯就开了一个药方：

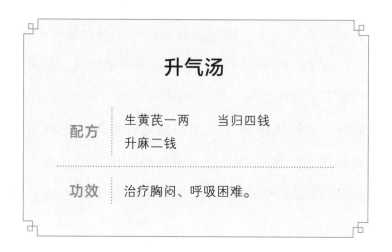

升气汤

配方	生黄芪一两　　　当归四钱 升麻二钱
功效	治疗胸闷、呼吸困难。

就这三味药，给患者煎服后，"须臾即能言语"——片刻的工夫，患者就能说话了。

第二天早晨，家属把患者抬到医院里去了，张锡纯一诊她的脉，感觉沉迟微弱，而且患者仍然觉得有点上不来气，于是张锡纯就把昨天方子里的升麻减了一半，只用一钱，加了山药和知母——他怕黄芪稍微有点热，所以放点知母来克制住黄芪的热性。又加了柴胡、桔梗这两味药性往上走的药，把气往上提。另外，加的山药可以补脾胃之气，在危急时刻，用怀山药强力启动脾胃的功能，这是张锡纯的绝招。

结果连服数剂之后，这个人的病就好了。

给大家讲这个病例，就是提醒我们要重视大气下陷，张锡纯说黄芪能够"补气，兼能升气"，升胸中之气，治大气下陷。

可能很多人认为现在患大气下陷的人不多，其实不然。

现在，很多人的心脏都有问题，比如，有胸闷、胸痛、心悸等各种症状，而用的一般都是宽胸理气、活血化瘀的方法，但这些问题往往都是大气下陷导致的，如果不明病因，长期用活血化瘀的药，结果只会导致气越来越虚，因为您本来的气就不足还非要通它，心脏问题就总也治不好。实际上，很多人用了张锡纯的升陷汤以后，气往上一走，病就好了。

02

人参补气之力胜于黄芪，
黄芪升气之力胜于人参

我们继续讲张锡纯活用黄芪的医案。有一个患者，20多岁，"卧床数月不愈"，患病几个月都没好，"精神昏愦，肢体酸懒"，整天昏昏沉沉的，胳膊腿没劲，也没觉得其他地方不舒服，请了很多医生来治，都说不出病因，用药也无效。

但是有一天，这个人突然喘息特别费劲——"忽然不能喘息"，气不能往上走，不能出来——"张口呼气外出而气不达上"，憋气憋到极点时，肛门凸出，然后大约呼吸20次之后，又能正常呼吸了——"气息方通"。一昼夜之间，这样的情况会出现八九次。

当时，张锡纯一诊他的脉，发现他的寸脉很弱——"关前微弱不起"。思虑片刻，张锡纯觉得这是大气下陷，然后开了一个方子：人参一两，柴胡三钱，知母二钱。

患者服用了一剂，呼吸就顺了，然后张锡纯又将柴胡改为二钱，知母改为四钱，患者再服了数剂，这病就好了。

张锡纯说，他第一次治疗大气下陷时，还不知道黄芪这么有效，所以他用的是人参。

后来他总结说，**人参补气之力尤胜于黄芪，黄芪升气之力胜于人参。如果大气下陷，气分的根底没有伤，只是往下陷了，就用黄芪把气慢慢往上升；如果大气下陷而气分已伤，这时还真得用人参。**

03

现在有"大气下陷"的人
比比皆是

升陷汤是张锡纯专门用来治疗大气下陷的药方，我认为，现代社会需要用到升陷汤的人比比皆是，但目前大家却不够重视。

所以，就出现了这样的现象：很多患者有大气下陷的症状，身体出现了各种问题，但辗转于多家医院数年，都无法判断是什么病，也治疗不好，结果听了我讲的升陷汤，下决心买来给自己喝，结果几服药就解决了问题。

"大气下陷"引起的是身体的什么问题呢？

（1）什么是"大气"？

张锡纯认为，人的胸中有一团"大气"，主我们的呼吸——"以司呼吸之气"，这个大气"以元气为根本，以水谷之气为养料，以胸中为宅窟"，它可以"支撑全身，为诸气之纲领，包举肺外，司呼吸之枢机"。

从张锡纯的描述可以看出，他说的大气是和呼吸功能有密切关系的。

中医认为，一个人如果气虚，则全身的脏腑都会有气虚的表现，如肺气虚、心气虚等。肺主气，司呼吸，外合皮毛，通调水道。如果肺气虚，则其主宣降、司呼吸、调节水液代谢、抵御外邪的作用就会减弱，出现短气自汗、声音低怯、咳嗽气喘、胸闷、易于感冒，甚至水肿、小便不利等病症——这些描述，和张锡纯讲的大气下陷的症状，很多是吻合的。

再比如还有心气虚，中医认为心主血脉，藏神明。如果心气亏虚，不能鼓动血脉，亦不能养神，故见心悸、气短、多汗，劳则加重，神疲体倦，舌淡，脉虚无力。

综合考量，其实张锡纯讲的大气下陷，和人体心肺虚损、心肺功能下降，是基本吻合的。

我们的肺吸入空气，然后排出废气，同时将空气中的氧气和血液结合，将新鲜的富含氧气的血液输送给心脏，心脏再输送全身——这个功能对人体至关重要，如果出现问题，则全身都会有问题。

中医认为，人体气机紊乱，会有气滞、气逆、气闭、气脱、气陷等运行障碍。当心肺功能很弱，心肺气虚到一定程度时，则会出现气陷的状态。

（2）大气下陷都有什么表现呢？

① 呼吸气短，感觉需要用力呼吸才行，一运动更严重

有的人片刻就要深呼吸一下才舒服，这是最重要的症状。很多人会把气短形容成憋闷，所以容易被误认为是气滞、气郁。张锡纯反复强调，如果大气下陷按照气郁去理气，则会加重病情。

② **睡眠中呼吸容易出现问题，如出现停顿**

躺下后会感觉身体重，腹部胸部感觉有压迫感，躺着转身、平躺都会觉得吃力。这是因为大气下陷，无力托举导致胸腔的开张都有障碍的缘故。

③ **咳嗽、咳喘，甚至咳血、痰涎多**

这是肺气虚弱的表现。

④ **说话吃力，声音改变**

出现声音颤抖、变声调、语音无力等，甚至口干口渴，咽喉溃烂，失音。肺开窍于鼻，气道经过咽喉，这是肺气不足，大气下陷导致咽喉的病变。

⑤ **心慌、心乱跳、失眠**

这是心肺功能减弱，心神失养的缘故。

⑥ **对外界空气比较敏感**

一旦空气不好、人多拥挤、湿气重、潮闷，则会头晕胸闷，上不来气，心中怔忡，甚至晕倒。

⑦ **胃口不佳，懒于饮食；或者特别饿，特别能吃，不吃东西就觉得心中怔忡**

有的患者吃饭后，就觉得气短。这是大气下陷影响脾胃的缘故。

⑧ **心中发凉，身体怕冷**

这是气虚导致卫气不足的缘故。

⑨ **后背感觉发紧，需要捶打才舒服**

人体的前后是密切相关的，如咽喉与颈椎，腹部与腰椎，胸中与后背也关系密切。

⑩ **出汗异常。大汗淋漓，动辄出汗，或者上半身出汗**

这都是肺气不足的缘故。

⑪ **四肢无力，懒于运动，甚至肢体痿废**

这是大气不足，全身气机都受影响的缘故。另外，大气下陷的人下肢容易水肿。

⑫ **少腹重坠，甚至疼痛，小便不利**

这是大气下陷，压迫下焦，下焦气化不利的缘故。

⑬ **脉弱，右手尤甚**

大气下陷的舌象多数应该是舌质淡白，舌苔薄或者无苔，边有齿痕。

有这些症状的人，就要考虑是否有大气下陷的问题了。

另外，我结合西医的肺功能检查增加了一条：**大气下陷的人，检测肺功能时，指标会低于正常值。**

（3）引起大气下陷的原因有哪些？

其实有的朋友，只是心肺气虚，大气下陷，感觉气短、不舒服而已，偶尔发作；有的则是长期有一些症状，但不会有什么危险。而心脏有问题的人，在大气下陷后，则容易出现生命危险，中国每天心源性猝死的人数大约是1500人，这里面大气下陷应该也是致病因素之一。

大气下陷的病因都是什么呢？

主要原因有这样几条：

① **肺气受伤**

比如，患各种肺病，被有毒气体伤害，导致肺气受伤。

② **心脏有各种问题**

比如，瘀血、痰湿、气虚、血虚等，导致心气不足，影响了心肺功能。

③ **脾胃受伤，导致肺气不足**

如饿着肚子干活，导致大气下陷。

④ **恼怒和惊恐也会导致大气下陷**

⑤ **职业消耗**

比如，教师讲课等，消耗正气，导致大气下陷。

⑥ **肾精亏虚**

胸中大气的来源是肾中精气，即元气。如果人的元气不足，则会大气下陷。

（4）经常生气，就容易出现气短、心悸等症状

我在前面提到了，生气也会导致大气下陷，有三个原因。

第一，《黄帝内经》说"怒则气上"，这个"气上"中的气指肝胆之气，不是胸中的大气。而当肝胆之气往上走时会怎么样？会排挤胸中的大气，使其往下走，这是张锡纯的一个理解。

第二，生气之后就会影响脾胃——古人说"肝木横逆克脾土"，脾胃功能就会出问题，说的就是人如果情绪不好会引起消化系统失常。当脾胃出问题了，不想吃东西，饮食摄入少，营养摄入就少，那您的大气从何而来？所以也会导致大气下陷。

第三，当您怒火上来时，会引动心火，心火旺盛会耗伤心气，心气不足了，还会耗伤血脉，所以也会导致胸中大气不足。

（5）家庭关系不好，经常恼怒，容易导致呼吸、心脏等方面问题

我给大家举个例子。我估计我把这些病例跟大家都分享以后，大家对大气下陷的了解可能会超过很多中医院校的学生。

有一位二十多岁的女性，家庭境遇不太好，家庭关系也很复杂，总是很不开心，经常恼怒，慢慢就开始觉得"呼吸短气"，剧烈时觉得呼吸好像都要停止一样，必须努力、使劲呼吸才能接上，并且她的咽喉总是很干，感觉很渴。

这时她的家里人就请张锡纯来给她看病。张锡纯一诊脉，左手的脉跟正常人没什么区别——"左部如常"（张锡纯认为，大气下陷应该在哪一只手的脉上出问题？右手，右手对应气，左手对应血。所以，血虚的人一摸左手脉非常弱，气虚的人一摸右手脉很弱。）张锡纯诊这位女性的左手脉没问题，但是一

诊她右手的脉就有问题了，这脉跳起来的时候很缓慢，感觉力量不是很足，但要下去的时候，瞬间就下去了——"来缓去急"。而且这脉很难按——"分毫不能鼓指"，摸着脉分毫不能把手指头鼓起来。正常诊脉，脉应该是跳动的，手指搭在上面有搏动的感觉，但她的脉一搭下去，绵软无力，手指头根本就弹不起来。

张锡纯分析这是大气下陷。《黄帝内经》说："宗气贯心脉"。这"宗气"就是"大气"，这个病怎么来的？因为她经常恼怒，所以导致大气下陷，脉就鼓不起来了。

张锡纯还是用升陷汤来为其治疗。但是因为这个女性的肝火太大了，所以升陷汤里黄芪的量不变，但是知母改用六钱，清热。连服了三剂后，她的病好了一多半——"病愈强半"。此时，张锡纯再一摸她的右手脉，稍微有点鼓起来了，比以前有力量了。于是他把方子里的升麻去掉，患者又服了几服药，这个病就好了——"又服数剂全愈"。

这个医案告诉我们，生气会导致大气下陷。

现实生活中，情绪引发的疾病太多太多了，其严重性可能是我们大家想象不到的，所以尽量不要生气，保持乐观情绪。如果生气过后，总出现感觉乏力、心悸怔忡等各种各样的问题，我们要知道有一种可能是大气下陷了。有机会可以看看我讲的《道德经说什么》，学会人生看得通透一些才好。

（6）受惊后容易气短、心里发慌……

还有一个医案，讲的是一位二十多岁的女性平时身体就比较弱——"资禀素羸弱"，后来，有一天因为家里的院子突然着大火了，这可把她吓坏了——"因院中失火，惊恐过甚"。这事过去以后，她就出现了一个病症——呼吸时气有点提不上来，心里感觉惶惶然，总是乱跳——"呼吸短气，心中怔忡"。

张锡纯曾讲过，呼吸短气的人往外呼气时，可能会明显感觉气不足。"怔忡"就是心脏乱跳，惶惶然的状态，这跟心气的虚弱有关。所以有的时候心脏乱跳，心里发慌，其实是气不足的一种表现。

她每次吃饭以后，都觉得气更不能往上通了，有气憋在身体里，还经常叹息，长出气。她的脉还算平和，但是右手的脉稍微有点沉，慢慢往下按才能按出来。张锡纯在大气下陷的医案里，很多都标注出来右手脉特别弱，比如有的医案是"脉细如丝，右手尤甚"。

实际上，不同的情志（喜、怒、忧、思、悲、恐、惊），导致气的运转方式也不同。过喜气则涣散；怒则气往上走；忧则气聚；思则气结；悲则气消；恐则气下；惊则气乱。

张锡纯根据脉象和症状判断这个女性应该是胸中大气下陷——受惊恐后导致的大气下陷。《黄帝内经》里讲过，"恐则气陷"，也就是说惊恐时人气息容易往下走。于是他就用升陷汤为她调理。因为她的心中怔忡，所以张锡纯判断，患者有可能是心血有点不足，又加了龙眼肉五钱。给这位患者连服了四剂药，她的病彻底好了。

这个病例提醒我们，我们惊恐的时候容易引发各种各样的病症，一般人惊恐可能没事，但是如果这人平时身体的气就虚，禀赋不足，在惊恐过后容易出现一些更严重的病症。比如说大气下陷，然后就开始出现呼吸、心脏的问题，等等。

现在，我碰到有的人总觉得心里虚、发慌，一拍桌子，别人没事，他吓得不得了，心会剧烈跳半天。这种人在治疗时往往只安神是不行的，还要给他补足心气，一边补气，一边安神，这才能把他的病治好。所以，张锡纯在这里用了升陷汤，用大剂量补气的药，把患者的气一提上来，病就好了。

这个病例提醒我们，**惊恐容易引起各种各样的病症，一般人惊恐可能没事，但如果这个人平时气就虚，在惊恐过后容易出现一些更严重的病症，比如大气下陷。**大气下陷以后就会导致呼吸、心脏出现问题等。

我跟大家聊这些病例有什么用呢？

人的疾病各种各样，但是其原理我们听多了以后就会发现，原来病因都是这些。如果您碰到类似的情况，一想到罗博士曾讲过很相似的医案，有可能就能帮助到自己和他人。

平时，如果我们碰到这样的问题，而您看过我讲的医案，知道其中的原理，您就能知道如何防范，这是我给大家讲这些中医医案的意义。

（7）说话太多后气短，气提不上来，喝黄芪党参补气酒

前面，我讲了大气下陷的几个原因，一个是饿着肚子去干活，还有生气、惊恐等，下面我讲一下大气下陷的另一种情况。

这位患者 56 岁，有点胖，是一个学校的老师。他跟张锡纯说，"我每次讲完一上午课后，就觉得气短，呼吸时气提不上来，这是怎么回事呢？"

张锡纯就说："您是胸中大气不足——'虚而欲陷'，这可不是小问题，而是很要命的病，可得好好注意了。"真的会这样吗？是这样的。讲话太多是容易耗气的。我自己有过体会，我觉得张锡纯绝对不是瞎说的。

我记得在当年读博士的时候，有一段时间我在一个业余中医学校帮朋友代课，学校离我住地特别特别远，我去讲课早上天没亮就要出发，大冬天的，早上食堂还没开门，要赶公共汽车，所以，那天没吃饭就去讲课了。这一天课讲完，学校有班车往回送到某个站点，然后我自己再坐公共汽车回家。在坐班车的时候，我真的感觉胸中这口气提不上来，就是气往下走，呼吸短气，我当时心中立刻就反应过来，这就是张锡纯讲的大气下陷。劳累过后又去讲课，耗气太多。

所以，过去我们北京中医药大学有的老先生怎么讲课呢？一根人参往水里面一泡，泡一杯，一边讲课一边喝，补气，这是经验。当时我是深深体会到张锡纯讲的，说话过多后短气是什么样。

话说回来，当时这位老师就问张锡纯怎么办。张锡纯就说，你要服点补气的药——"多服生补气分之药"。张锡纯想给他开方子，可这位老师不爱喝中药，他说："我喜欢喝酒，你能不能把这药开成药酒，我泡酒喝。"张锡纯就给他开了一个泡酒的方子。

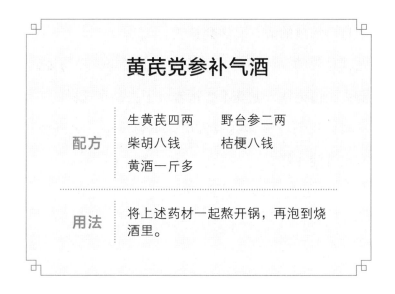

黄芪党参补气酒

配方	生黄芪四两 野台参二两 柴胡八钱 桔梗八钱 黄酒一斤多
用法	将上述药材一起熬开锅，再泡到烧酒里。

结果怎么样呢？

老师喝了十多天这个酒，病就好了，之后他就不喝了，觉得没事了。但后来张锡纯听说，两年以后这位老师有一天讲完课从学校回家，步行了两里地，气突然就上不来了，回到家以后"不能言语"。然后，瞬间就去世了——"倏忽而亡"。

现在看很可惜，他当时如果能够认真服药，再锻炼身体、减肥，我觉得应该不会再出现类似的问题。

这个病例告诉我们一个道理，说话太多会耗气，如果我们判断自己气虚的话，要学会补气。

尤其是教师、话务员、主持人、主播等这样与说话相关的职业人，请记住，尤其不要饿着肚子去从事这样的工作。

平时，我们应该学会慎言语，不要没事一天到晚地讲，心里有点沉淀才好。

04

治疗大气下陷的升陷汤
为何如此神奇？

升陷汤

配方　生黄芪 18 克　　知母 9 克
　　　　柴胡 4.5 克　　桔梗 4.5 克
　　　　升麻 3 克

用法　将上述药材兑水，煮 40 分钟后服用
　　　　即可。

叮嘱　孕妇切忌服用，或在中医的指导下
　　　　使用。

方中的生黄芪补肺气、升气，如果病情重一些，这味药的量增加到 30 克就可以了（不建议用炙黄芪）。

知母凉润，克制生黄芪的热性；柴胡升少阳之气，升麻升阳明之气，桔梗载药上行，三味皆为提升之药方中的分量，基本不要改变。最好在中医的指导下使用，如果自己服用，一定要谨遵原方，顶多增加点生黄芪的用量。

一般情况下，用升陷汤调理大气下陷，效果可谓是立竿见影。

需要提醒各位的是，在服用升陷汤感觉身体症状消失以后，一定要继续保养脾胃，保护肾气，减少消耗，适当运动，这样才能真正解决问题。

为什么现在升陷汤应用得不多呢？

我一直很奇怪，张锡纯的"大气下陷"理论如此周密、有效，他也曾大力推广，为何后世中医应用得不多呢？

我觉得原因主要有两个：第一个原因是他命名的"大气"，不被中医理论体系完全接受。如果命名"心肺气陷"，可能大家就会接受。但是他讲了一个"大气"的概念，把大气说得非常重要，是人身体"诸气之纲领"，如果接受这样的概念，整个中医理论体系都要改写，因为"老大"要换了，所以大家没有接受。在现在的一般讲述中，中医把人体的气分为元气、宗气、卫气等，但是很少有提"大气"的。我想，如果张锡纯说这是心肺之气，则中医界可能早就人人皆知了。但张锡纯可能把这个名字给起大了，导致了应用受到限制。

另外一个原因，张锡纯的大气下陷和李东垣的中气下陷太接近了。李东垣作为金元时期的中医大家，他的理论早已为人接受，所以张锡纯的理论一直活在李东垣的阴影里，大家认为差不多，并没有深究张锡纯理论的内涵。

而这个问题，也是大家经常问我的：补中益气汤和升陷汤，到底有什么区别？

实际上，李东垣的理论，更偏重于脾胃气虚引起的气陷，所以方子里补脾胃之药居多。他的中气下陷的定位在中焦，在脾胃，虽然也会影响上焦，影响全身，但是重点在中焦，所以叫补"中"益气汤。

而张锡纯的大气下陷定位在上焦，在心肺，所以滋补就用了补肺气的黄芪一味药。

两者有很大的重叠性，但是仔细分析，还是有不同的。我的感觉是李东垣的补中益气汤范围更广泛些，影响更深远些；而升陷汤的定位更精确，就在心肺功能，对于大气下陷，见效更快。

　　无论如何，张锡纯自己用尽心力推广的"大气下陷"理论，没有被大家接受，可是却如此有效，这是非常遗憾的。所以，我一直在尽力宣讲，提醒大家这个理论的重要性，而广大读者在尝试之后，身体改善的反馈，也让我欣慰。

　　我相信，张锡纯先生的理论，一定有那么一天，会逐渐被中医界接受的。

05

普通人平时用黄芪加枸杞泡水喝，
不知不觉就能补气

平时我们怎么用黄芪调养身体呢?

现在，气虚的人特别多。过去的人经常走路，还要干体力活——无论什么样的知识分子，包括陶渊明、王维，都要自己干活。而现在的人，上班坐着，开着空调，下班开车回家，正气在下降，所以舌头有齿痕、颜色淡，整天乏力，气虚的人比比皆是。

出现肥胖、体内水湿重、水肿等症状，而这些全是黄芪的适应证。

所以，我觉得黄芪应该是我们日常生活中一个特别重要的保健品。

现在，国外也在研究黄芪，非常重视，美国人甚至说："你们中国人用黄芪泡水就是浪费，我们提纯能更有效地利用黄芪。"所以，那种无公害的顶级的有机黄芪，美国和欧盟现在都在收。

国外研究发现，人的 DNA 里有端粒酶，端粒酶会随着生命的周期而慢慢缩短，到最后端粒酶没了，人就死亡了。现在全球通过各种实验研究，研究者发现黄芪能够有效地阻止端粒酶缩短，所以，认为黄芪是对人的寿命非常有影响的药物，能有效延长人的寿命。

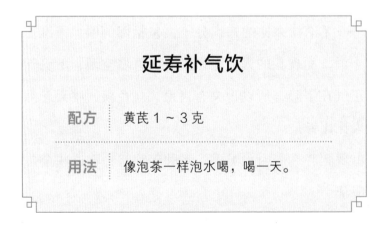

延寿补气饮

配方	黄芪 1～3 克
用法	像泡茶一样泡水喝，喝一天。

中医也认为善用黄芪能长寿——把气补足了，生命功能就强大了。所以我的建议是，但凡有点气虚表现的人，都可以用黄芪。

有的人说喝完黄芪水会上火，这其实是他的体内有热，可能身体有点阴虚的缘故。这种人可以喝下面的滋阴补气饮。

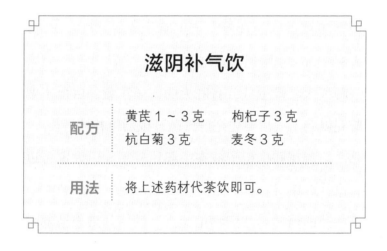

滋阴补气饮

配方	黄芪 1 ~ 3 克　　枸杞子 3 克 杭白菊 3 克　　　麦冬 3 克
用法	将上述药材代茶饮即可。

枸杞子、麦冬有补精、滋阴的作用；杭白菊有清火的功效，跟黄芪配在一起，黄芪就不那么燥了。

一般人用少量枸杞子配黄芪饮用是没问题的，如果最近自己觉得上火，您可以停几天，用量再少一点；等到不上火了，再稍微加一点量；如果最近累了，也可以多加点量。黄芪比较平和，我们可以根据自己的情况调整。

喝完后，最好把枸杞子吃掉，因为枸杞子的药效大约还剩一半没有完全泡出来，吃掉了就能吸收了。但黄芪的药效都能泡出来，所以黄芪不用吃。

黄芪配枸杞子是基本用法，大家也可以请附近的中医根据情况往里添点别的食材，草决明、黄精、丹参都可以的。有的人有瘀血，也可以泡点红花。

但脾气大、爱生气，有肝火的人要注意，尽量不要吃黄芪，吃完就会上火。要先把肝气疏开以后再补才行。

总之，黄芪和枸杞子放在一起比较平和，大家可以慢慢滋补，没什么错误。

这些药的药效是"润物细无声"的，如果您清邪气，可能一清完马上病就好了，感觉很有效。但是像这种滋补身体的药，很多人用了几次好像也没什么效果，因为这个药不是立刻就见效的，而是在您的身体里潜移默化地发生改变，慢慢地，人就变得长寿了。这也是古代中医的经验。

　　大多现代人都气虚，我觉得黄芪可以当作一个很好的药食同源的保健品，大家日常保健时，用黄芪配点枸杞子，每天喝一点，对您提升正气、滋补阴精是有好处的。

　　泡一周喝可能一下看不出来自己有什么变化，但是如果您坚持喝两三个月，会明显感觉精力旺盛了，精神头足了。

　　气虚的人身心总是处在低水平状态下，但人不能总在低水平状态下往前走，当您气补足了，状态自然就提升了，再去生活、去工作，状态就会越来越好。

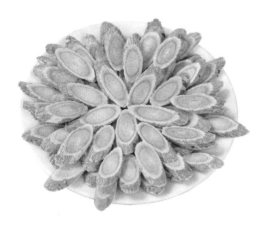

黄芪

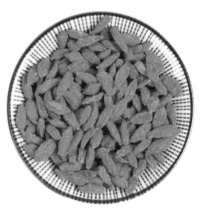

枸杞子

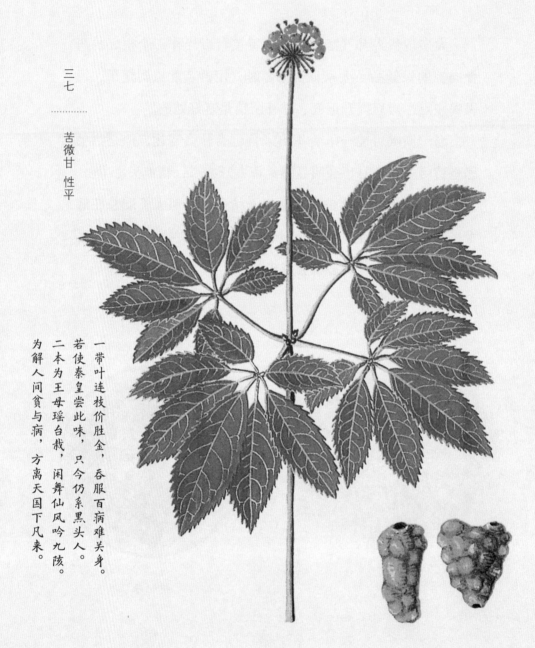

三七

苦微甘 性平

一带叶连枝价胜金，吞服百病难关身。
若使秦皇尝此味，只今仍系黑头人。
二本为王母瑶台栽，闲舞仙风吟九陔。
为解人间贪与病，方离天国下凡来。

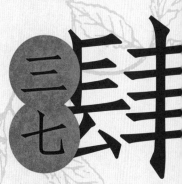

止血化瘀，
天下莫之能敌

肆

三七

三七味苦微甘、性平，善于化瘀血、止妄
行之血，而且用三七调理身体后，不会把
瘀血留在经络里。

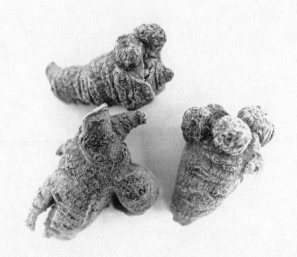

苦
微
甘
性
平

三
七

　　三七味苦微甘，性平（诸家多言性温，然单服其末数钱，未有觉温者）。善化瘀血，又善止血妄行，为吐衄要药。病愈后不至瘀血留于经络，证变虚劳（凡用药强止其血者，恒至血瘀经络成血痹虚劳）。兼治二便下血，女子血崩，痢疾下血鲜红（宜与鸦胆子并用），久不愈，肠中腐烂，浸成溃疡，所下之痢色紫腥臭，杂以脂膜，此乃肠烂欲穿（三七能化腐生新，是以治之）。为其善化瘀血，故又善治女子癥瘕、月事不通，化瘀血而不伤新血，允为理血妙品。外用善治金疮，以其末敷伤口，立能血止疼愈。若跌打损伤，内连脏腑经络作疼痛者，外敷、内服奏效尤捷，疮疡初起肿疼者，敷之可消（当与大黄末等分，醋调敷）。《本草备要》所谓，近出一种叶似菊艾而劲浓有歧尖，茎有赤棱，夏秋开花，花蕊如金丝，盘纽可爱，而气不香，根小如牛蒡，味甘，极易繁衍，云是三七，治金疮折伤血病甚效者，是刘寄奴非三七也。

——摘自《医学衷中参西录》

甘

平

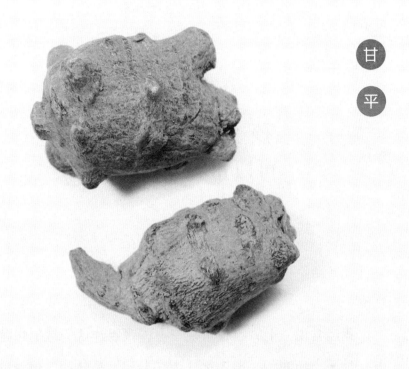

功效

- 散瘀止血
- 消肿定痛

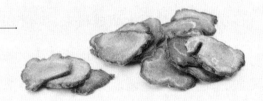

主治

① 咳血，吐血，衄血，便血，尿血，崩漏，外伤出血。

② 血滞胸腹刺痛，跌扑肿痛。

01

孩子受伤有瘀血，
可以用三七粉调理

我经常说三七，也很重视三七。张锡纯认为三七味苦微甘、性平，而我们一般人都认为三七药性是热的。他做过很多次实验，把三七研成粉末，吃上几钱也没觉得热，所以他认为三七不是热性的。他还认为三七善于化瘀血、止妄行之血，而且用三七调理身体后，不会把瘀血留在经络里。

三七分为生三七和熟三七，张锡纯用的是生三七，而现在的中医，也很少有人用熟三七，一般都是用生三七。

当年，张锡纯在老家时，邻村张马村有一家人雇了一个牧童。夏天，孩子们带着牲畜跑到田野里去放牧。这时，有个孩子想出了一个恶作剧:"看到那个小孩没有?我们悄悄过去,一下把他按住,捉弄他一下。"

这些孩子上去把这个牧童一下给按住了,然后从后边按着他的脑袋和背——"强曲其项背",把头往下压,给压到裤裆里去了,两只手也反背着给绑上了——"戏名曰看瓜"。看到牧童这个样子,这些孩子都哄堂大笑,结果过了一会牧童没声了,大家围上去一看,这孩子没气了……

被吓坏的孩子们赶快去找大人。大人来了之后,"为盘膝坐,捶其腰背"——赶快给牧童盘腿,坐在那给他捶后背,过了好一会他才醒过来。从这以后,牧童就觉得有东西堵在自己胸膈里,总是觉得胸口憋闷,呼吸困难。这种状态严重之后,孩子的气息又上不来了,这时候"目翻目"——他的眼睛会往上翻白眼,"身挺"——身子处于往后挺直的状态。于是大家把张锡纯请来了。张锡纯看后说,这一定是孩子当时闷在裤裆里使劲挣扎,导致了瘀血停在胸膈这了——"热血随努挣之气上溢而停于膈上也"。当时张锡纯用了一招——拿三七的细粉三钱(9克),开水冲服后给牧童吃,吃了两次,这孩子就痊愈了。

这是张锡纯善用三七的医案，医案里，张锡纯用的三七的量比较大，但是两次就治好了，因为三七特别擅长化瘀血。

这个医案告诉我们两个道理：

第一，小孩子玩耍，您要看着他、关注他，好多孩子会恶作剧，其实是很危险的。比如说，孩子站起来了，别的孩子把他的椅子给撤了，他往那一坐，咕咚坐地上了，一般没事，但是如果跌伤了尾椎，导致脊椎损伤，有可能会终身残疾。

第二，三七可以化瘀血，而且力道非常大，见效非常快。对于这种因为某种原因出现的瘀血，在用药时要想到三七。

在这个医案里，最大的难点是判断孩子是否有瘀血，张锡纯是怎么判断孩子有瘀血的，我们不清楚，但我们在平时可以根据小孩子的动作——强行去用劲的动作，判断他可能会产生瘀血。这时候可能舌象和脉象未必能体现出他有瘀血，但是凭这个动作就可以判断他有瘀血，这是经验。

中医很多时候是靠经验的，这种经验让张锡纯一下就判断出来牧童有瘀血，用了三七就好了，这是我们学习这个医案要掌握的要点。

02

三七既能快速止血，
又能化解陈年瘀血

三七在张锡纯手里边用得是出神入化，我们再来看一个病例。

奉天大东关有一个姓王的少年，患了吐血的病。

过去吐血的病很多，有的血从肺来，有的从胃来。经医生判断，这个孩子的血很可能从胃来，吃了两个月的药，这孩子就不吐血了，但是增加了一些症状：胸中、心中发闷、发热，经常觉得身体疼痛，"廉于饮食"——不爱吃东西。

这时候少年家里人就请张锡纯来看看怎么回事，他一诊断，判断这是孩子吐血时，医生开方子用了太多强行止血的药，导致瘀血没排出来，留在体内了。

张锡纯赶快给这个少年开了一个滋阴、养血、健脾、利气的方子，最重要的是熬好药汤后送服三七细粉末二钱（6克），等到第二次再煎的时候再送服二钱，一天服两次，一次二钱。结果，用了四服药以后这个少年又开始吐血了。但这次吐的血跟以前不一样，多是黑紫色，吐完了以后他觉得胸中闷热疼痛好像减少了——这是瘀血化出来了。"知为吉兆"，张锡纯说这是好兆头，于是这个少年又接着吃这方子，数剂以后又吐了一次血，结果从这以后，病就好了。

张锡纯评价这次治疗说，"这足以证明三七化瘀之功"。

我们有的时候由于外伤或其他原因，体内产生瘀血时多使用止血药，但强行止血会把瘀血留在体内，没有妥当地排出来，这时候会导致新的病症，使身体出问题。但用三七能够把瘀血化掉，还不会导致出血，这是三七神奇的作用。

03

把鸡大腿骨头捣裂和三七粉熬汤，可以帮青春期孩子长个子

曾经有两位朋友问我，"听说小孩吃了三七会长个子，是不是这样？"

这话说对了一半，并不是所有小孩吃了三七都会长个。前面我讲过，三七能够化骨头里的瘀血，实际上是能够改善骨骼周围和骨骼中的血液循环状态，从而促进骨骼的营养吸收。三七比较特殊，跟其他活血药不同，其他活血药未必能透骨，但是三七有透骨的作用，能化骨头里的瘀血。

当小朋友长到十四五岁时，已经到青春期了，本来应该长个子了，但是现在的孩子运动少，往往坐着看书看一天，

气血循环状态不好，所以该发育、长个的时候骨骼无法吸收营养物质，从而导致个子长得没有那么高。

这时候可以常给他喝点三七鸡骨汤，这是我们家祖传的方子，本来是治疗骨伤的，如果孩子到青春期发育不长个子，一周给他喝 2 ~ 3 次这个汤，孩子就有可能个长得比平时要快一些。

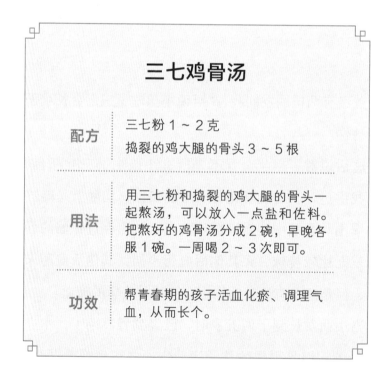

三七鸡骨汤

配方	三七粉 1 ~ 2 克 捣裂的鸡大腿的骨头 3 ~ 5 根
用法	用三七粉和捣裂的鸡大腿的骨头一起熬汤，可以放入一点盐和佐料。把熬好的鸡骨汤分成 2 碗，早晚各服 1 碗。一周喝 2 ~ 3 次即可。
功效	帮青春期的孩子活血化瘀、调理气血，从而长个。

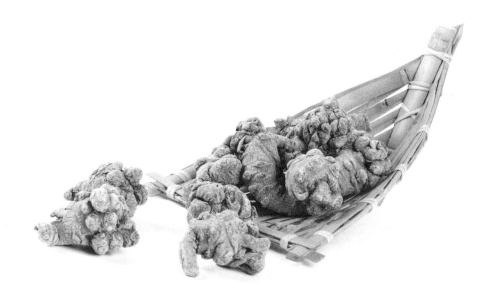

三七

三七能够化骨头里的瘀血，帮助改善骨头里的血液循环状态，促进营养吸收。这时候如果再让孩子锻炼身体，营养跟上了，他就会长个子了。这是经过实践的，我见过一些孩子，用了以后确实效果不错。

我曾经给一家外资银行做讲座，讲了这个方子，过了半年以后，他们一位香港的女经理给我打电话，说："罗博士，真的非常感谢你，我家姑娘喝了半年，个子明显开始长了。"

也有人问我，"我的孩子五岁，给他吃这个行不行？"

并不是说吃了三七这个人就能长高，我说的是青春期发育的时候，因为不运动等其他原因，导致个子没有跟上正常生长速度的时候，三七可以帮您清除障碍，跟上正常生长速度。小孩五六岁，没有到长个的时候，大家就不要给孩子乱吃药了。

同时，这只是长个子的一个辅助疗法，大家不要把它当神药。如果您确实发现孩子个长得不高，而且缺乏运动，要意识到三七能起辅助作用，帮助活血化瘀，调畅气血。同时要注意让孩子去锻炼身体，因为瘀血的出现，很可能是在提示您，孩子的运动不足、营养不足。各方面都注意，才能让孩子处于一个比较好的发育状态。

04

胸闷、心脏不舒服，
每天服生三七配西洋参粉

　　大家看了这么多医案，可能会觉得三七简直就是神药，其实这个世界上没有任何药物是神药，只有对症的药物。

　　三七对症的就是瘀血，三七能够活血化瘀；但如果有出血的话，三七又能止血，所以这个双向调节让三七在我们调理身体时起到了一个非常重要作用。

　　我用三七是受张锡纯的启发，比如说在心脏病患者的调理过程中，对于瘀血导致的心脏病，我经常用一个方，就是三七配西洋参。

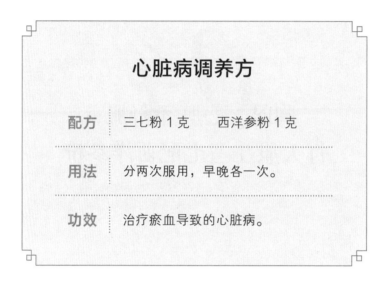

心脏病调养方

配方	三七粉 1 克　　西洋参粉 1 克
用法	分两次服用，早晚各一次。
功效	治疗瘀血导致的心脏病。

对于有瘀血的心脏病患者，长期服用这个方子的效果非常好。但大家尽量在饭后服用，因为有的人说饭前服用觉得胃有点不舒服。饭后服用，胃里有东西，再让药下去就能够平和一些。尽量在早饭、晚饭吃完了就服用，不要在睡觉前服用。

活血化瘀的药，尽量不在睡前服用，因为血液循环开了，这时候您又要休息了，可能睡眠就会受到影响。除此之外，只要是有瘀血导致心脏不舒服的人一般都可以用这个方子，效果非常好。

我举个例子，有一天我正在开车，工商界的一位老朋友突然给我打电话。他的夫人当时心脏疼得非常厉害，他把电话给他的夫人了，我听见她说，"我的舌头颜色怎么又青又黑"。我一听舌头青就意识到瘀血可能已经很严重了，就让我这位朋友赶快下楼去买复方丹参片，几片嚼碎后放舌头下边含着，吃一半含一半，同时还买了三七粉、西洋参粉。刚开始吃时，用量可以大点，1～2克都行，很快症状就会缓解了。

过了两天他的夫人来找我，我一看她的舌头颜色已经正常了。自从她吃了一次复方丹参片后，她就一直坚持吃三七粉、西洋参粉，结果她的心脏从那之后再也没出过问题了。后来我的朋友跟我说，当时他的夫人心脏疼得腰都直不起来了。他还告诉我，以前他的夫人因为心脏病已经抢救过几次了，情况非常危险，走路经常上不来气，身体非常弱。

自从吃了三七粉、西洋参粉以后，她说："不但心脏正常了，感觉身体的气也足了。"后来有一次请我吃饭，她的儿子也来了，她儿子说，"这一路我跟着我妈跑，她在前面走得特别快，以前根本就没劲，现在有劲了。"

我朋友的夫人之所以恢复得这么好，是因为三七粉可以活血化瘀，对于瘀血导致的心脏问题，它的治疗效果非常好。

　　同时，三七跟人参非常接近，它里面有些成分甚至跟人参是一样的，不管是生三七还是熟三七，它都带些热性，所以单独吃三七粉会有点热，阴虚的人吃下去会觉得眼睛干疼，不舒服，所以要配点养阴的药，西洋参就是补气、养阴的，所以三七粉需要配西洋参粉一直服用。

> ♡ 罗博士叮嘱
>
> 体内有热或阴虚的人吃三七时，尽量不要单独吃，否则时间长了会觉得不舒服，一定要配上西洋参这样养阴的药；但如果是阳气不足的人，用三七就正好了。

05

我家祖传的治骨折食疗方：
三七粉配鸡腿骨煲汤

我们家还有一个调理骨折的方子，如果一个人骨折了，我们一直是用三七粉配鸡腿骨煲汤帮他调理。

这个方子有两个作用：

第一，止痛的作用。有患者反映，用了以后疼痛立刻就开始减轻了；

第二，能够促进骨骼的愈合。骨折以后骨头需要一点点愈合，三七能够改善血液循环，化骨头里的瘀血。这个方子对骨折后的愈合能起到一个非常好的、辅助康复的作用。

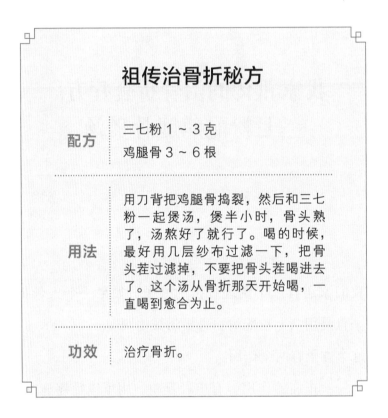

祖传治骨折秘方

配方
三七粉1～3克
鸡腿骨3～6根

用法
用刀背把鸡腿骨捣裂，然后和三七粉一起煲汤，煲半小时，骨头熟了，汤熬好了就行了。喝的时候，最好用几层纱布过滤一下，把骨头茬过滤掉，不要把骨头茬喝进去了。这个汤从骨折那天开始喝，一直喝到愈合为止。

功效
治疗骨折。

这个方子是我们家的祖传方，已经用了好久了，用过的人都反映效果还是不错的。这个方子就跟张锡纯前面讲的思路是一样的，三七能够化骨头里的瘀血。

需要注意的是，三七粉的用量要根据自身情况来定，骨折情况严重的用 3 克，轻的用 1 克就可以了。

三七的应用方法，大家了解以后，如果遇到相似的情况可以用一下，效果不错。像三七粉配西洋参粉，对老人的心血管系统的维护，有着非常好的作用。我们家常年会备几瓶三七、西洋参粉，我母亲每天早晨起来都会吃三七粉、西洋参粉。

06

膝盖疼，可能体内有瘀血，
吃三七粉能改善

我曾经在北京卫视的《养生堂》讲过一集介绍三七的节目，讲完以后，北京好多药店里面的三七卖光了，很多人吃三七后身体都得到了改善。比如说，北京石景山有一位老大妈，她给北京电视台写信说："我膝盖疼了 20 年，大家都当风湿给我治，结果我吃药把胃吃坏了（治疗风湿疼痛的药往往都比较猛烈），膝盖疼痛还没好。"

她看到我在电视里讲，"张锡纯说三七能够化瘀而不把瘀血留在体内，能化骨头里的瘀血"。她一听完，"我这个病就是张锡纯讲的病"，老大妈就自己买来三七粉吃，吃了两周，期间她觉得疼痛在从骨头缝里往外移动，她拿拔罐的罐在膝盖上一拔，皮肤的颜色变成了青黑色，又接着吃了两周，感觉疼痛彻底从里边出来了，皮肤颜色变为正常。四周的时间，20年的膝盖疼痛就好了。

她给我写信说她这个病既害患者也害医生："我疼了20年，他们都没想到这是瘀血留在体内了，而认为这是风湿，误诊了，耽误了他们的名声。我写信的目的，就是告诉你张锡纯说的是对的，瘀血留在体内确实会导致一个人身体长期失调，会有各种症状，三七确实能够把陈年的瘀血给化出来。"

有时候受伤或者出血了，我们用一些止血的药，可能会把瘀血留在体内，这会导致身体出现各种问题。而三七具有神奇的作用，第一可以止血不留瘀，第二它化瘀又不留瘀在体内，能彻底把瘀清除掉。

很多人明白这个道理以后，自己把自己的病治好了，因为先人已经把道理讲明白了，我们只要稍微学习一下，就可以利用身边这些简单的药物，把自己的身体调理好。

07

瘀血导致的各种无名疼痛，
吃三七粉就能缓解

有的朋友问："您说张锡纯怎么就这么神，他怎么每一味药都知道怎么用？"

张锡纯说过，好多方法是他自己试用过的，比如三七就是他体会过的。下面这个病例就是这样。

有一年夏天天气很热，张锡纯在卧室窗户上弄了一个纱窗，一般晚上睡觉时，他会用窗帘把纱窗挡上，风吹不到他，但是这天很热，窗帘就没遮上。结果风透过纱窗呼呼往里吹，他晚上睡觉的时候觉得右边腮帮子被风吹到了，早上起来觉得有点不对劲，到了下午，右腮就肿起来了。他知道这是被风吹到了，于是就吃了点阿司匹林，想赶快发发汗。直到汗都出透了，疼痛依旧没有减轻。

到了第二天早上疼得还更重了，他用手一按腮帮子，连牙床都疼了，怎么办？于是他就给自己开了清火、散风、活血消肿的药，喝了以后他觉得心中的热退了，火消下去了，但是腮帮子的肿痛还是没有减轻，手一摸皮肤还觉得很热，他又想了一个方法——醋调大黄粉末。大黄泻热，抹上之后一开始他觉得疼痛减轻了，过了半天又没效果了，觉得腮帮子又怕凉了，这下他想"我再拿热毛巾敷它"，这一敷一开始还有效，但过一会又疼起来了。他想这里边应该是有瘀血了，一开始他没想到用三七，用了穿山甲、皂刺、乳香、没药这些药，自己给自己开了两服药，一点效果都没有，而且疼痛彻骨，整个牙都疼，夜不能眠。

他突然想到三七化瘀效果好，但是不知道能不能见效，于是就拿了三七细末二钱，用水冲服下去，结果过了几分钟，觉得疼痛有点减轻了；又过了一小时，疼痛好了一半。当天又服了两次三七，一次二钱。到第二天早晨，已经不疼了，腮帮子上的肿也开始消了。又吃了两天，每天吃三次，肿痛完全消了。

张锡纯这一次感悟到，原来三七这么神，不仅能够化瘀血，还能化骨头里的瘀血。他的腮帮子疼一开始是肉疼，后来连着里边牙骨都疼了，如果严重下去，这里边整个牙龈都会肿起来、化脓，最后形成骨槽风（耳前腮颊之间红肿、疼痛，溃口流脓，脓中带有腐骨，日久难愈），但是用三七把瘀血一化掉，就好了。

从此，张锡纯领悟到，三七治疗经络受损导致的瘀血，效果非常好。这就是医家在自己身上实验，最后总结出的经验。张锡纯说："这种道理从我自身实验而知，既然知道了就不敢自秘。"于是他把这事的经过详细地写下来，告诉大家三七能够化经络的瘀血。

我自己也有体会，大概是上周，我的嗓子有点疼，并且一到晚上睡觉，做梦都感觉到上牙堂疼，但早上起来慢慢就好了（疼痛白天轻晚上重）。我判断这是有瘀血，就拿出三七粉，放两小勺到水里边喝了下去，第二天晚上就只感觉有一点疼痛了，在凌晨的时候突然疼了一阵，而且非常痛，到白天就彻底好了。

我自己的体会是在凌晨的时候三七已经开始帮我疏通了，这时候阳气振奋，身体开始自己恢复，抗击外邪，来化这个地方的瘀血，所以到白天就好了。

三七化瘀血的作用是非常明确的，但凡我碰到谁感冒，只要是咽喉疼痛，晚上重白天轻的，我都会告诉他，您该服什么药就服什么药，但是您再加一小勺三七粉，晚上冲下去喝，把这热毒郁结导致的瘀血化开，病就好了。

我是从张锡纯这里学到的三七的用法，这就是看医案的好处。过去的医家留给我们的一些思路，如果我们能够去学习，生活中遇到身体问题想解决时就多了一招。

08

瘀血在骨头缝里，
喝三七粉也能缓解

　　这是一个很有趣的病例，患者是张锡纯的表侄，叫刘骥如，是天津德发米庄的经理。他右腿环跳穴（臀部两侧往边上一点，站的时候能摸到一个坑，这个位置中间叫环跳穴）的地方肿起来一块，大如巴掌，一按里边有点硬，这里边是有根的（一般我们按疮的周围如果是硬的，就是有根的）。他的皮肤颜色当时没有任何改变，但慢慢他开始觉得大腿根肿处的骨头疼，而且日益加重。

　　等到他把张锡纯请来看病时，已经三个月过去了。张锡纯一琢磨，腿经常活动，而骨头里边疼痛，一定是骨头缝里有瘀血。于是就告诉患者,每天取三七粉三钱(9克),早一次、晚一次,一次服一钱半,水冲服喝下去。

喝了三天以后,他的骨头就不疼了。又喝了几天,他皮肤的颜色逐渐开始变红了,好像要腐烂的感觉。又过了几天,疮顶(疮头)开始破溃流脓水了。于是张锡纯改用生黄芪、天花粉各六钱,当归、甘草各三钱,乳香、没药各一钱,帮他排脓生肌。生黄芪专门治体表疮、正气不足的疮,它可以托毒生肌,往外顶血,其他几味药能活血通络。连服了十余剂,长疮处开始从里边长肌肉,往外把脓一点点排出来了,最后一共用了十多服药,结痂而愈。

把这个病看好以后,张锡纯说这三七的功能,"直如神龙变化,莫可端倪",意思是三七的功能像神龙变化一样,您没法测它的端倪和来龙去脉,太神了。他说,这个疮如果不用三七托骨头里的毒往外排,疮毒内陷,最后一定会成附骨疽(一种不治之症),最后烂在骨头边上就坏了。现在用三七,能够把骨头里边的毒往外排,而且如果早点用三七,可能就没有这脓,直接把瘀血给消掉了。所以他说三七治疮太神了,"何若斯之神效哉"。

张锡纯的经验，前人没怎么讲过。这个经验告诉我们，**当人骨骼周围有瘀血时，可以用三七把它往外托，把瘀血透出来。**

学习完张锡纯的经验以后，现在但凡碰到有外邪、毒气或瘀血在骨头里的病，我都会用三七活血化瘀，促进气血流通。只要身体一开始修复，就能够把外邪排出来，把瘀血化开。

我的体会是，**三七对于骨骼类疾病的治疗作用是其他药物无法替代的，尤其是骨骼或者骨骼周围的瘀阻，三七的化瘀作用是独特的。**

通过这个病例我们了解到，很多骨骼类疾病与瘀血相关，与毒气滞留在经络里相关，而三七能够在一定程度上化骨头里的瘀血，缓解病情。

02

大部分女性体内都有瘀血，
平时可以活用三七粉来化瘀

三七在调理女性身体方面也可以起到很好的作用，请大家看下面这个病例。

在张锡纯的老家，有一个姓黄的妇女，40 多岁了，"行经下血不止"——月经停了以后血还不止，就请张锡纯来看病，当时张锡纯年龄还不大。因为大家都是邻居，张锡纯就去帮她看看。当时他给患者开了一些寻常治血崩的药，但没有效果，而且病势越来越重，出血更厉害了。

大家就请邻村一位叫高鲁轩的老中医来看。来了以后，老先生说，中医里治妇科病比较厉害的是傅青主，傅青主写了一本书叫《傅青主女科》。

傅青主是一位大学问家，特别擅长妇科。因为年轻时他心爱的太太去世了，自己却束手无策，从此以后他就没有再娶过太太，而是认真钻研妇科，最后成了妇科大师。《傅青主女科》里有很多方子非常好，到现在我们都还在用。

话说回来，这位老中医来了一看情况，患者血出得这么厉害，血崩了，病势垂危（妇女崩漏，崩和漏是不一样的。崩是血哗哗大量往外出；漏是血淋漓不尽，总是很少一点，但时间很长）。他就直接开了一个《傅青主女科》里的止血排瘀方。

结果，一服药下去患者就好了，一剂而愈。张锡纯一看，这方子真厉害，从此他写医书论述崩漏的时候，都会把傅青主的方子放在后边，告诉大家如果一般的方子最后止不住血了，基本上用傅青主的方子两三服药一定会好，特别有效。

因为傅青主只写方子，不写病例，所以我们不清楚这个方子的药效究竟如何，但是通过后世医家不断地实践，就能发现这个方子的力道不一般。

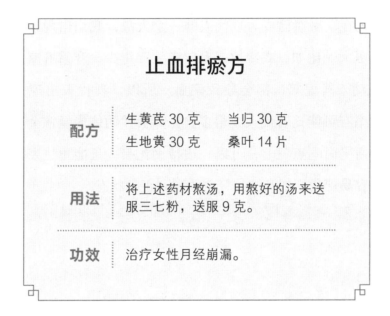

止血排瘀方

配方	生黄芪 30 克　　当归 30 克 生地黄 30 克　　桑叶 14 片
用法	将上述药材熬汤，用熬好的汤来送服三七粉，送服 9 克。
功效	治疗女性月经崩漏。

大家看，这服药里用了 9 克的三七粉，起活血化瘀的作用；其他药物起补气、活血、凉血等作用。因为很多女性体内是有瘀血的，这会导致出血，而三七既活血化瘀又止血。

有的朋友问，"三七怎么又能活血化瘀，又能止血？"

其实，这就是三七的双向调节作用。所以，在调整妇女体内瘀血的过程中，三七能够起到很好的作用。有的女性朋友说经常吃点三七，面色正常了，脸上的斑淡了，月经开始慢慢正常了……

现在，瘀血已成为现代人的一个大敌，我们出现瘀血的概率更大。比如，喝冷饮；女孩冬天穿得少，容易着凉；很少运动，气虚等，都会导致瘀血。所以，现代人出现瘀血的概率有可能比古代人大很多。尤其女性的体内经常会有瘀血，而平时吃点三七，可以一边帮助化瘀，且能止住妄行的血，容易帮我们把身体的气血调理到正常状态。

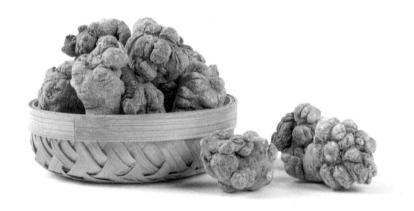

三七

10

女性瘀血导致闭经，
就吃三七粉

下面这个医案的患者也是一位女性，她已经六个月没有月经了，还没到闭经的时候就闭经了。在平时，她总感觉自己的身体发热——发热也是瘀血的症状之一，还感觉胀闷不堪，很难受，于是就把张锡纯请来了。

张锡纯来了以后给她开了一个活血通经的方子，几服药以后她的月经通了一点，但不是完全见效。而且她说不但月经没有完全通，现在小腹总觉得有一个硬块没消，怎么办呢？

张锡纯正好发现这人家里有很多三七，于是他就告诉这个妇女把三七研磨成粉末，每天吃四至五钱（12 ~ 15 克）。多分几次，每次吃一点，冲服。这个患者按照张锡纯的嘱咐，大约吃到三两的时候，月经突然就来了，"经水大下"，来的量还比较足。这时候再一摸小腹的硬块也消了。

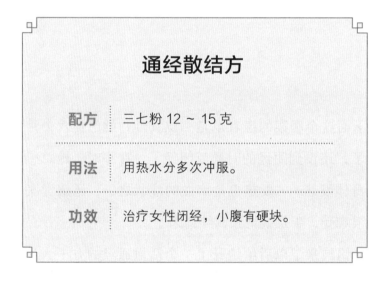

通经散结方

配方	三七粉 12 ~ 15 克
用法	用热水分多次冲服。
功效	治疗女性闭经，小腹有硬块。

这些中药的功效其实都是医家一点点经过实践，再去查理论研讨、琢磨来的。有的中医学子说，"三七以前好像没有那么多作用，为什么现在人人都说吃三七呢？"

　　其实在过去，三七没有这么多用法，张锡纯对三七的应用起了很大的推动作用，因为他不断琢磨三七到底有什么用，去实践，然后把三七的功用一下给扩大了很多。从这以后，张锡纯但凡碰到人肚子里有坚硬之血疾——瘀血，形成结块的，或者是妇女生过孩子之后，恶露没有排干净导致结块的病，都用三七来慢慢消掉它们。

　　张锡纯的这个病例告诉我们：三七化瘀血的作用是很强大的，当我们判断患者尤其是妇女的身体确实有瘀血时，是可以用三七慢慢去化它的。在化结块方面，三七也有独到的作用。

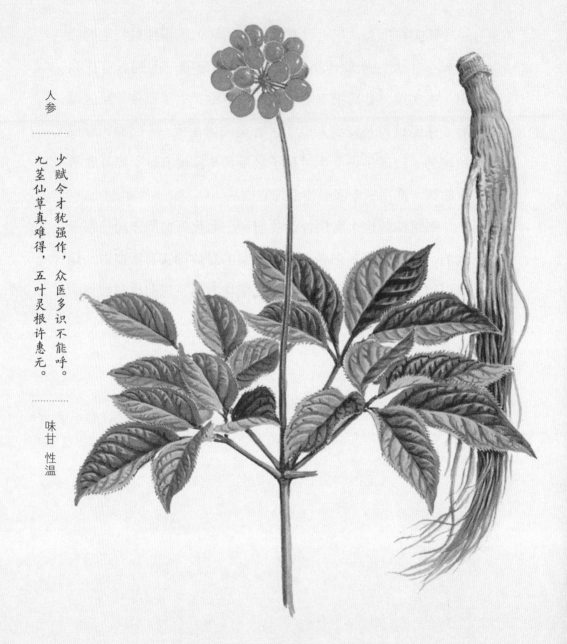

人参

少赋令才犹强作，众医多识不能呼。
九茎仙草真难得，五叶灵根许惠无。

味甘 性温

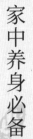

伍

家中养身必备

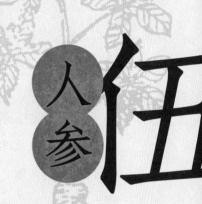

人参

人参分很多种，现在我们说的人参，多是东北人参，它们是明代末期才进入中国的，所以古代医书里写的人参不是东北人参，而是今天山西上党的人参，也叫党参（这种党参现在可能已经绝种了）。

人参之种类不一，古所用之人参，方书皆谓出于上党，即今之党参是也。考《神农本草经》载，人参味甘，未尝言苦，今党参味甘，辽人参则甘而微苦，古之人参其为今之党参无疑也。特是，党参之性，虽不如辽人参之热，而其性实温而不凉，乃因《神农本草经》谓其微寒，后世之笃信《神农本草经》者，亦多以人参之性果然微寒，即释古方之用人参者，亦本微寒之意以为诠解，其用意可谓尊经矣。然古之笃信《神农本草经》而尊奉之者莫如陶弘景，观其所著《名医别录》，以补《神农本草经》所未备，谓人参能疗肠胃中冷，已不遵《神农本草经》以人参为微寒可知。因此，疑年湮代远，古经字句或有差讹，吾人生今之世，当实事求是，与古为新。今试即党参实验之，若与玄参等分并用，可使药性无凉热，即此可以测其热力矣（此即台党参而言，若潞党参其热稍差）。然辽东亦有此参，与辽人参之种类迥别，为其形状性味与党参无异，故药行名之为东党参，其功效亦与党参同。至于辽人参，其补力、热力皆倍于党参，而其性大约与党参相似，东人谓过服之可使脑有充血之病，其性补而上升可知。方书谓人参，不但补气，若以补血药辅之亦善补血。愚则谓，若辅以凉润之药即能气血双补，盖平其热性不使耗阴，气盛自能生血也。至《神农本草经》谓其主补五脏、安精神、定魂魄、止惊悸、除邪气、明目、开心、益智，无非因气血充足，脏腑官骸各得其养，自有种种诸效也。

——摘自《医学衷中参西录》

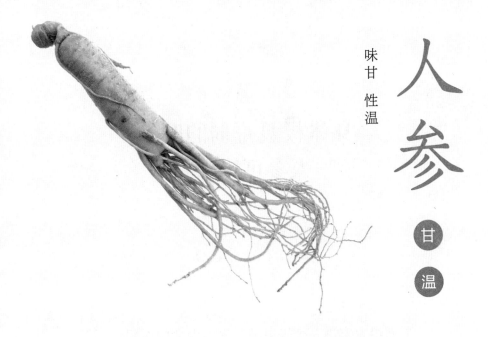

味甘 性温

人参

甘

温

功效

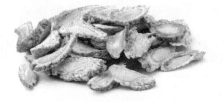

- 大补元气 · 复脉固脱
- 补脾益肺 · 生津养血
- 安神益智

主治

① 气虚欲脱，肢冷脉微。

② 脾虚食少，肺虚喘咳，阳痿宫冷。

③ 气虚津伤口渴，内热消渴。

④ 气血亏虚，惊悸失眠。

01

身体极度虚弱的时候，
人参可以保命

下面给大家讲一个张锡纯用人参保命的医案。

张锡纯老家邻村泊庄有一个姓高的人，40多岁，有一年春天得了温病。经过医生不断调治，高某的高热已经退了——"大热已退"，但还没治好，精神益发疲惫，已经快要昏愦了。

过去得了温病是会死人的，医生一看高某的病情，就推诿说这个他治不了，说这个人可能活不了了。患者的家属听医生这么说，再看患者喘气都费劲，也认为患者没救了，现在就是拖那么几天而已。结果过了十多天，家人发现他的病情没什么变化——"病状如故"，本来以为一个人要走了，病情会越来越重，最后昏迷，但是他没有。家人想，没准他还能治呢？于是，就把张锡纯请到家来了。张锡纯一看这个患者，"两目清白无火，竟昏愦不省人事"——眼睛发青，处于半昏迷的状态，跟他说话他也听不见。然后张锡纯把他的嘴掰开，一看他的舌头，干得像石板一样，没有一点津液，也没有舌苔，说不出话来，一摸他，"周身皆凉"。

张锡纯又观察他的呼吸，发现他的气上不来，每呼五六口气以后，一定长出一口气。再诊他的脉，左右手皆微弱，跳得稍微有点慢。这么诊断下来，张锡纯一下心中了然，什么意思？这个人胸中大气下陷。

张锡纯给人看病，虽然很少写舌象，但是他也看舌头、看眼睛，问患者话，摸其身体的温度，所以诊断得非常清楚。

这时张锡纯说，因为前面医生给患者用清热下泻的药太过了，结果他的气机下陷，大气不能往上走了：大气不能上达到脑子，人就会昏迷；大气不能把体液蒸发到舌头上，舌头就会干；大气不能把营卫气血输布到全身，身体就会凉。

大气下陷后，会觉得胸中短气，所以患者呼吸五六口气，必须长出一口气才能把呼吸调过来。

当时，张锡纯没有用治疗大气下陷的升陷汤，因为升陷汤用的是生黄芪，患者这时正气不足，可以用生黄芪，但同时他的津液也不足，而野台参（五台山的野生党参）既能补气又能生津液，它的力量虽然没有东北人参那么强，但也没有东北人参那么热。于是张锡纯就拿了一两野台参，还用了二钱柴胡。您看看，他把补气的药和柴胡配在一起，可以把气往上提升，跟升陷汤的方意是一样的。然后"煎汤灌之"，把熬好的汤给高某灌下去了，结果"一剂见轻，两剂全愈"。

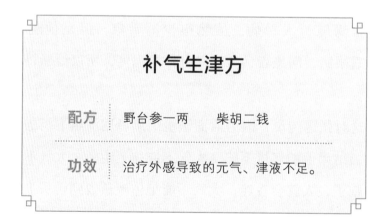

补气生津方

配方 ┊ 野台参一两　　柴胡二钱

功效 ┊ 治疗外感导致的元气、津液不足。

这个医案说明什么？

说明张锡纯认症准确，用药拿捏特别讲究。一般人这时会用升陷汤原方，而张锡纯就会灵活变化，不用生黄芪，而用野台参配柴胡，一服药就让这个患者恢复过来了，两服药就痊愈了。

从这个医案大家能学到什么呢？

能知道人参、党参都是补气的，大家要记住，**在患者病情有些微重，气虚时，人参、党参跟黄芪一样，都可以力挽狂澜，把气补回来。**

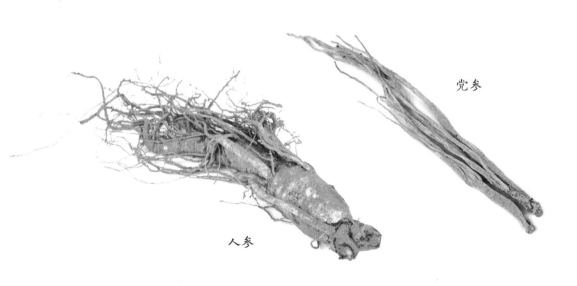

党参

人参

02

总感觉喘不上气，
可以用人参来让呼吸通畅

还有一个医案。患者是张锡纯的外甥，叫王竹孙，他在20多岁时，曾得了一场重病，几个月都没好，严重到什么程度呢？都快昏迷了，说不了话，四肢没有力气，动不了，气好像总是不够用。

之前请的医生，不知道王竹孙的病因，所以给他用的药都没有什么效果。拖到最后，有一天，王竹孙张嘴往外呼气，觉得气出不来，有种憋在里面的感觉。肚子里的气也上不来，蓄积在身体里往下走，导致肛门都突出了。后来大约呼吸二十几次的时候，气息才能通。一昼夜之间，这种情况出现了八九次，病情比较危急。

这时他的家人就找了张锡纯来看病，张锡纯来了一看，说这是胸中大气下陷。

很多人都会用补中益气的方法来调治大气下陷，因为对病症的错误判断，导致疾病久治不愈。

治疗大气下陷的升陷汤和补中益气的疗法有何区别呢？

在于它们作用的部位不同：**升陷汤主要作用在心肺，所以危急时用升陷汤；而补中益气的疗法往往治疗的是缓慢的病，它主要作用在脾胃，平时因为脾胃虚弱导致的正气不足，就用补中益气的方法。**

在这个医案中，患者的呼吸都艰难了，已经不能司肺脏呼吸之枢机，怎么办呢？

张锡纯就用了补气的人参一两，提气的柴胡三钱，调和人参热性的知母二钱。他认为，**像人参这种带点温性、热性的药物，配上凉润的药，就能够让人不热，不但补气还能生血。**

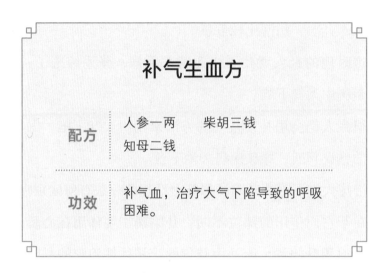

补气生血方

配方	人参一两　　柴胡三钱 知母二钱
功效	补气血，治疗大气下陷导致的呼吸困难。

　　王竹孙吃了张锡纯开的方子后，"一剂而呼吸顺"。然后张锡纯又将柴胡改为二钱，知母改用四钱，他怕患者热，所以知母的分量又增加了一点。方子调整以后，"再服数剂宿病亦愈"，以前的那些病也都好了。

　　张锡纯对于大气下陷的分析特别独到，而且他用药也特别讲究。这个病本来应该用生黄芪来治，但是张锡纯说，王竹孙久病体虚，生黄芪虽能补气但没有人参补气的力量大，而且人参不但补气还能固元气，所以他用人参替换了生黄芪。这是张锡纯心思独到的地方。

张锡纯认为，高某是外感之余，元气津液受到了损伤；而王竹孙是久病体虚，元气不足，所以张锡纯把生黄芪改成了人参，这是对升陷汤在什么情况下可以进行药味调整的一个注解。

看完这个医案以后，我们就知道：

第一，一个人久病体虚后，会有这种大气下陷导致呼吸不顺的情况。

第二，在一些危急情况下，升陷汤里的生黄芪可以换成人参。

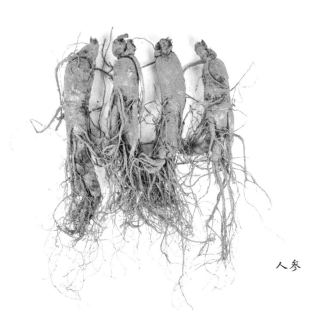

人参

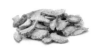

03

老人身体水肿、气虚，可服生脉饮

以下讲的病例是沧州一位姓刘的60多岁的老大妈，得什么病呢？小便不利，周身皆肿。这种情况在很多老人身上都会出现，腿的迎面骨一按一个坑，手到下午时一握就发紧，这就是水肿了；而且小便不利，每次尿量很少。

去看医生，医生怎么办的呢？就给大妈用了点没药，把药研成末，大妈吃了以后，哗哗往下泻了数桶水，周身肿尽消，这个方法看着好像挺有效的。同时，医生告诉她一百天不许吃盐，因为方中重用甘遂这味下泻的药，但没几天大妈全身又开始水肿。于是医生再给她吃没药，吃完又泻，泻完了水肿又消了，但过几天肿又起来了。

大妈一共服了三次药以后，小便没有了，这时她就不大敢继续服药了。于是，她又请了别的医生，但其他大夫都说，"预后这样不好治，您这个病找别人吧，我们治不了。"

最后，家属就找到了张锡纯，张锡纯一摸大妈的脉，脉跳得快，但没有力气，一按就没有了。张锡纯就跟患者和家属讲了，脉跳得快是阴虚，脉没有力气是阳虚，所以她是阴阳两虚。

正气足的情况下，人喝进去的水，一部分吸收了为身体所用，不用的废水会变成尿。但如果正气不足，气化无力的话，人体就没法把废物排出来，多余的水留在体内就会变成水肿，所以会导致气阴两虚。

张锡纯想了一个方法，他给大妈开了两个方子。

一个方子以人参为主，辅以麦冬来制约人参的热性，这方子叫生脉饮——人参加麦冬。

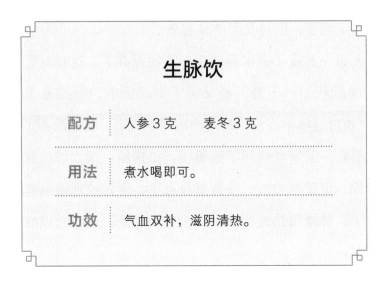

生脉饮

配方	人参3克　　麦冬3克
用法	煮水喝即可。
功效	气血双补，滋阴清热。

人参补气，但它有点热性，而麦冬滋阴，药性是凉的，两种药配合在一起不寒不热。张锡纯认为，人参配点滋阴的药，不但能够补气，还能补血。

生脉饮是李东垣在《脾胃论》里出的一个方子，说夏天可以服生脉饮，再加五味子。后来清朝皇宫里，皇帝天天用这个方子。乾隆皇帝从40多岁开始，每天吃一钱（3克）人参，他活到了89岁，就一直吃到了89岁。一般人常年吃人参，早该吃得上火，鼻子冒血了，但他没有，因为当时他吃一钱人参，配了一钱麦冬，偶尔加五味子，这样就不会吃得上火了。这个方子我自己也在用，像我每天讲课耗气，就会把人参、麦冬打成粉末，按照1∶1的比例混合在一起，背在包里，每天拿出人参3克、麦冬3克泡水喝，可以补气。

张锡纯在这个方子里，加了威灵仙和地肤子，威灵仙"行参之滞"是通行经络的，地肤子是引经药，这两味是补阳的。补阴用什么呢？

以熟地黄（有补肾阴、补肾精、通经络的作用）为主，配点龟板（滋阴），然后配点芍药（善利小便），这叫济阴汤。

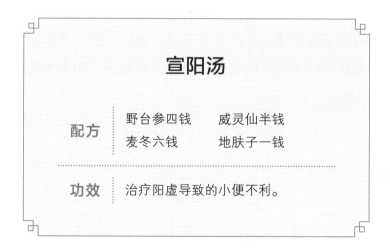

宣阳汤

配方	野台参四钱　　威灵仙半钱 麦冬六钱　　　地肤子一钱
功效	治疗阳虚导致的小便不利。

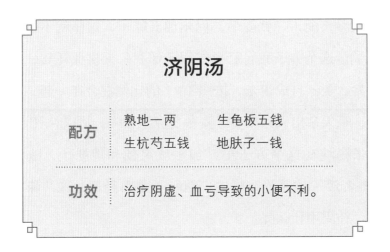

济阴汤

配方	熟地一两　　　生龟板五钱 生杭芍五钱　　地肤子一钱
功效	治疗阴虚、血亏导致的小便不利。

一阴一阳两个方子，给大妈轮流服用。一般情况下，早晨起来服宣阳汤，晚上睡觉前服济阴汤，跟阴阳对应。但张锡纯的想法更特殊，他让患者先服三剂济阴汤，把阴给补足了，小便开始渐多以后，再让患者服宣阳汤，阴中生阳，这是他的思路。

服了宣阳汤之后，大妈的小便开始多了。接着又服了三剂济阴汤，结果患者的小便直如泉涌，"肿遂尽消"，水肿就治好了。

所以大家看，这种阴阳双补的思路，有各种各样的服药方法，张锡纯是让患者三天补阴，三天补阳；也可以早晨补阳，晚上补阴。这些都是中医巧妙的用法，这种思路特别有效。

这个医案的第一个知识点是人参可以和麦冬配合起来使用，就不至于过热。

第二个知识点是阴阳双补时，我们可以早晨补阳，晚上补阴；也可以一段时间补阴，接着一段时间补阳。

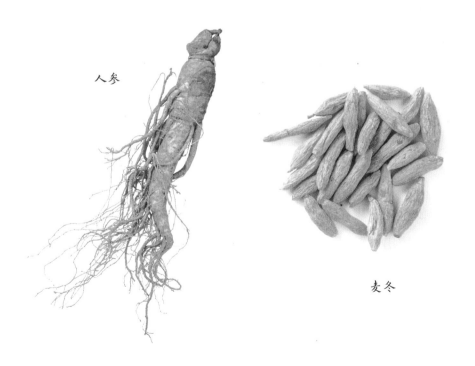

人参

麦冬

04

古时的人参和今天的人参
有何区别?

我们平时应该用人参还是党参?

人参分很多种,现在我们说的人参,多是东北人参,是明代末期才传入中国的,所以古代医书里写的人参不是东北人参,而是今天山西上党的人参,也叫党参(这种党参现在可能已经绝种了)。现在山西被称作党参的人参有两种:一种是生在五台山的台党参,张锡纯叫它台参;还有生在潞州太行紫团山的潞党参。这两者比较起来,台党参的力量大一点,潞党参药性平稳不热。

有的朋友问我，"罗老师，您常用的是人参还是党参啊？"

我有时候用人参，有时候用党参。现在我们开方子时，也是人参和党参斟酌使用的。**比如说患者病情危急，需要大补元气时，用人参；人参有时会有热性，如果患者需要平缓地治，不需要那么大力时就用党参，它平和一些。**这两者可以交替使用，根据情况来调整。

人参是补气生津液的。所以，《神农本草经》里说，人参"主补五脏，安精神，定魂魄，止惊悸，除邪气，明目，开心益智。"

为什么人参有这么多作用呢？无非是气血重组。因为人参补气，气能生血。气血足了，脏腑四肢百骸得到了滋养，这些症状就消失了，所以人参是一味特别重要的补气药。

张锡纯特别擅长使用人参。东北的人参多是种植的，他认为这种人参的热性比野山参大，不好控制，所以种植的人参就要配合一点滋阴的药，比如说麦冬等，就能达到气血双补的效果。

为什么古人对于人参的评价总在不断变换?

在古代，人参的地位一直在不断变化。曾有一些医生认为人参好，就推崇人参的作用，结果用多了，不该用人参补的，也用它补了，很多人的身体就出现问题了。比如，有的人有实证，还要往里补，吃了人参后肚子就胀了。

所以到明末时，大家就开始怕人参，很多医家的医案里出现了这种情况：医生要给患者开人参，家里人就使劲拦，不让患者吃，万一把肚子补破了怎么办？医生只好偷着往药方里放人参。但像喻嘉言、缪希雍这些医家，他们觉得该扶正的时候要扶正，就大胆地用人参，确实治好了很多病。这时大家又开始认识到人参的好了，于是又慢慢开始用人参了。

民间对人参的态度总是来回变的。清代时，大家特别喜欢用人参，没事就用人参补。徐灵胎在《人参论》中说，家里双亲生病了，如果不用人参，那就是做儿子的不孝顺；做父母的如果不给孩子用人参，那就是不慈。患者死了之后，所有邻居都会指责，"你家居然舍不得钱，不敢用人参。"

我们现在要客观地认识人参，**人参补气的作用比较明显，在气虚、精力匮乏、需要调元气时，是可以用人参的。**

人参分为园参和林下参

实际上人参品种分为两大类，一种是地里种的园参。在东北，以前的很多菜地现在改种人参了，像种其他农作物一样，用化肥，人参就能长得很快，拔出来像萝卜一样大。园参的价格比较便宜，但是它有所有农作物都有的问题——重金属、农药残留，所以园参是品级相对普通的一种人参，一般用药时较常用。

在东北，国家特批了几家大公司在森林里种植人参——把原始森林砍掉，在这里模仿大自然的环境种园参。因为这里的地以前没用过，土地质量好，环境好。五六年以后，人参长成了，在大棚里像挖萝卜一样把人参一根一根往上挖，挖出来以后，公司再负责把树种上，然后林业部门再批一点地种人参。这种人参晒干以后，像手指头那么粗，比手指头大。这种人参属于园参里品质比较好的，农药、化肥用量都非常低，达到了出口的标准。一些大品牌药店，基本上用的都是这种人参。园参总体的药效不错，价格也便宜，中药里开方一般用的都是园参。

再高端一点的人参，叫林下参，就是过去大自然里长的野山参，但现在基本已经绝迹了。现在我们的野山参多是俄罗斯人从他们那边的森林里挖过来卖的。野山参很难碰见，一年碰不到一两根。过去的人把人参籽撒到山里，等它慢慢发芽、长大，一般要长十几年，才开始变成真正的参体，才能卖。但有一些鸟、虫子会把人参籽吃掉，所以可能撒一百颗种子，最后只能留下五六根参。我认识一个老参农，在跟他聊天时他就说，"我当时花了点钱把这个山包起来了，往山上撒人参种子，想以后就靠这座山养老了。过了 20 年，我觉得可以开始挖了，上山一看，果然有收获。"

在长白山山脉里的大山上挖出来的野山参就是林下参。这种林下参也是在森林里长大的，也可以算作野山参，基本上它跟野山参差不多，可以说它是野山参的替代品。林下参长得特别小，一根参体就一两寸长，但须特别长。

过去传说挖参时要先在参上系上红带，怕人参跑了，其实它是不会跑的，可能有的人花眼了找不着了。林下参比较珍贵，但没有野山参那么贵，野山参的价格太高了。林下参的价格不是很贵，是大家可以接受的。它的力道比园参大一些，人的元气很弱，生命垂危时，想扭转一下局势，就可以用林下参。因为人在特别虚弱状态下，用药的力道不够，就难以扭转身体虚弱的局面，这时我们用好的参调理元气，就能慢慢把身体机能给振奋起来，然后再调养就会好很多。

所以林下参适合治大病，或者是调理身体特别虚弱、需要补养的人。现在很多中医同道在尝试使用林下参，他们自己试服后发现林下参如果直接煮就有点可惜了，最好是低温煮，比如说隔水炖。隔水炖时沸腾的水不会直接冲击到参，里面是低温的，这时参是在低温状态下不断地加热。用这种方法炖，参的营养释放得最好。有的中医做实验，自己一天一根，或者一天一两克这么吃，用后体会非常明显，就感觉到自身精力确实旺盛，身体功能一下就提升上来了。

所以，在人病重时，林下参确实是救命救急的一个高端的、保养的食材。

我们平时可以常服乾隆皇帝的长寿方：参麦饮

一般我们开方用的是园参，园参分为白参（生晒参）和红参（就是慢慢蒸，把它的颜色蒸成红色）。白参主要是补气的，红参是气血双补的。

据记载，乾隆皇帝从四十几岁开始每天都吃人参，一钱（3克）人参配一钱麦冬，炖好后喝汤。

这就是乾隆皇帝的吃法，天天那么吃，他吃了几十年。

乾隆皇帝最后活到了89岁，是中国皇帝里寿命最长的，全世界帝王里寿命第二长的，有一个埃及法老比他多活了一年，但在日理万机的状态下，还能活89岁，是很厉害的。这跟他擅长养生有关，他每天坚持吃两个东西，一个是燕窝，一个就是人参。除了这些就是八珍糕，八珍糕里也含有人参。

普通人怎么用人参呢？我们老百姓如果想吃人参，可以用1克人参配1克麦冬，水煮后喝这个水就行，把人参片嚼着吃就可以了，普通的参这么煮就行。1克是最少量，如果是身体虚弱的人，想好好补补，可以用3克人参配3克麦冬煲汤喝。

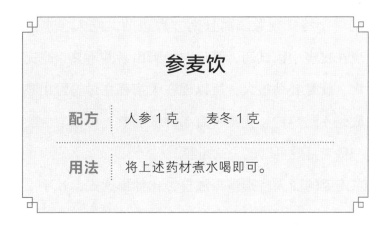

参麦饮

配方	人参1克　　麦冬1克
用法	将上述药材煮水喝即可。

只要您每天坚持吃，一段时间以后肯定会觉得气血旺盛。像我们学校以前的老中医王绵之，他是方剂学的大师，他讲课时就用开水泡一根人参，一边讲课，一边喝水，所以这位老先生讲课时就精力旺盛。

现在很少有人知道如何补养了。虽然东北人参卖到了香港、东南亚等地区，但东北人觉得它上火，所以不怎么吃人参。但我看到广东人、香港人真的在用，马来西亚那些商人去东北订人参，把人参做成粉卖给马来西亚的老板们，他们每天带一小袋，放在矿泉水里，喝这个水，这叫北药南销，北方的药在南边用。陈皮是南药北销，在北边卖得好，这是中药的一个特殊现象。而且南方那边的人吃人参也没觉得热。现在很多中医试药，都反映说野山参并不热，吃完并没有上火，就是补劲很大，所以现在大家都在讨论野山参的药性到底是不是热的。我觉得有条件的朋友，可以尝一尝林下参，一般老百姓可以试一试园参。

东南亚的商人特别懂得滋补，比如邵逸夫，几乎一天吃一根野山参。当年改革开放时，专门有香港商人在长白山蹲点买人参，我小时候看过报道，有的商人就娶了当地的姑娘，因为她们是人参专家。商人从东北进人参到香港去，但凡有好的野山参绝对要给邵老爷子过目，他是第一买家，也是香港人参市场最大的买家。最后他活了一百多岁，与他吃人参是有关系的。

有人问，黄芪和人参补的效果有什么不同？

其实，黄芪和人参都是"补"的药，但它们补的稍微有点不一样。对此，黄煌教授专门列出了它俩的不同：**人很瘦、虚弱、无精打采、肚子瘪了，已经是快干枯的状态，这时就要用人参补；人体水湿重、虚胖、大肚子，这种情况往往跟水有关，用黄芪补了以后能利水湿，这时黄芪的药性在体表。**

　　现在大多数人都气虚，正气不足，需要补气。像人参这种药材，现在已经很便宜了，过去所有种植东北人参的地方都是皇家禁地，要专门封山，然后每年给一个指标进去采挖。采挖出来不是给老百姓，而是直接送进宫里，给乾隆皇帝吃。他也不吃一等、二等的，就吃三四等的人参，然后把一等、二等的人参卖给老百姓，挣钱补贴宫里的花销。

　　曹雪芹他们家就干这个活，由下面这道旨意就能看出曹家当年是负责人参售卖的，并且售卖的银两，最后由曹家上报。

　　奉上谕：著将人参一千零二十四斤十两五钱，交付曹頫、李煦、孙文成运往南省售卖，售出之银两，著交江南藩库。所交银两数目，著曹頫奏闻。钦此钦遵。

　　但最后曹家的衰败也跟人参有关。当年康熙把人参交给曹家售卖，最后账目对不上了。皇上还特意询问了早年间的价格。

　　传旨：人参在南省售卖，价钱为何如此贱？早年售价如何？著问内务府总管。钦此。

　　后来发现这笔钱被曹家花了，皇上一下就急了，把曹家给抄灭了，可见皇上当年对采卖人参一事的关注。

鸡内金

一两鸡内金，二两真黄金。

味酸　性温

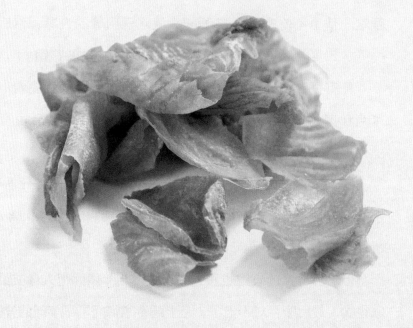

消积食，
更能消结节

鸡内金

鸡内金里含有稀盐酸，所以它味酸而性微温，一些特别硬的东西，比如，陶瓷、石头、铜和铁，它皆能消化。

味酸　性温

鸡内金

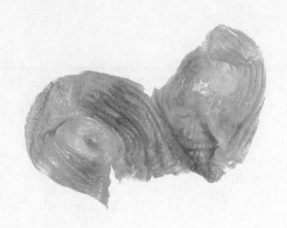

　　鸡内金，鸡之脾胃也，其中原含有稀盐酸，故其味酸而性微温，中有瓷、石、铜、铁皆能消化，其善化瘀积可知。《内经》谓"诸湿肿满，皆属于脾。"盖脾中多回血管，原为通彻玲珑之体，是以居于中焦以升降气化，若有瘀积，气化不能升降，是以易致胀满。用鸡内金为脏器疗法，若再与白术等分并用，为消化瘀积之要药，更为健补脾胃之妙品，脾胃健壮，益能运化药力以消积也。且为鸡内金含有稀盐酸，不但能消脾胃之积，无论脏腑何处有积，鸡内金皆能消之，是以男子痃癖、女子癥瘕，久久服之皆能治愈。又凡虚劳之证，其经络多瘀滞，加鸡内金于滋补药中，以化其经络之瘀滞而病始可愈。至以治室女月信一次未见者，尤为要药，盖以其能助归、芍以通经，又能助健补脾胃之药，多进饮食以生血也。

　　　　　　　　　　　　　　　——摘自《医学衷中参西录》

酸

温

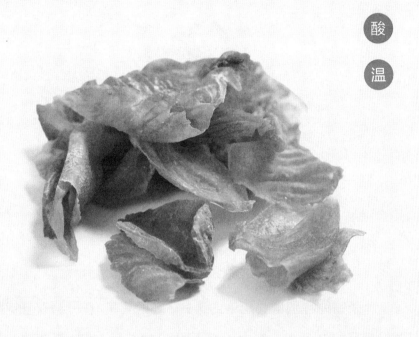

功效

● 健胃消食　　● 涩精止遗　　● 通淋化石

主治

① 食积不消，呕吐泻痢，小儿疳积。

② 遗精，遗尿。

③ 石淋涩痛，胆胀胁痛。

01

脏腑有瘀，
鸡内金可以帮忙消除

　　张锡纯特别擅长用鸡内金——鸡的胃里有一层黄色的膜，慢慢撕能撕下来，把它放在太阳底下晒了，变脆后就是生鸡内金。一般来讲，张锡纯说的生药，未必就是鲜的。比如，他说的生山药，并不是菜市场卖的鲜山药，而是干山药片；他说的生鸡内金，也不是菜市场撕下来后的鸡内金，而是晒干的。

　　鸡内金，分炒鸡内金和生鸡内金。药店里把一片片的生鸡内金炒黑了，就叫炒鸡内金。这两者都有化瘀和消食导滞的作用，但生鸡内金化瘀的作用更强一点，而炒鸡内金消食导滞的作用更强一点。

其实鸡内金的成分很复杂，里面有各种各样的消化酶，我曾做过实验，把它放到一个铁锅里烧热，等它化了以后再慢慢冷却，然后揭下来一看，鸡内金贴着锅面的部分像镜面一样平滑。肉一般烧焦了就没有了，但鸡内金会变成液体，所以这个东西很奇妙。

张锡纯认为，鸡内金里含有稀盐酸，所以它味酸而性微温，一些特别硬的东西，比如，陶瓷、石头、铜和铁，它皆能消化。鸡内金化瘀的作用确实特别强。所以张锡纯说，"其善化瘀积可知"。他认为，我们的脾中有很多回血管，里面有细微的组织、绒毛等，这些管都应该是通透的，能消化食物，升降气机，但如果里面有瘀积，气化不能升降，就容易导致中焦胀满。所以，如果脾胃有瘀积，消化管道就会堵塞，导致身体出问题，通开了才会好。

张锡纯说，用鸡内金把瘀积化开是一种脏器疗法。"若再与白术等分并用"——如果把它跟相同分量的白术一起用，就是消化瘀积特别重要的药，可以健胃补脾。不但能消除脾胃、脏腑之积，甚至是整个身体有瘀积，鸡内金都能化开，所以张锡纯认为在治妇科疾病时，用鸡内金就能够通经化瘀血。

02

吃东西总堵，
用鸡内金配酒曲熬水喝，能很快缓解

关于鸡内金的神奇功效，有一个医案。奉天城西有一位30多岁的龚先生，平时他总感觉胃脘里有一个硬东西堵着，已经好几年了，"饮食减少，不能下行"，饭量渐少，吃点东西总堵在这里，下不去，不知道怎么回事。于是他就去立达中医院请张锡纯诊治。

张锡纯一诊他的脉，脉象很沉，往下按才能按到，还有点硬——"脉象沉而微弦"，右手的脉更严重——"右部尤甚"。

于是张锡纯给他开了一个简单的方子，消食化瘀散。结果这一服药他喝完后，"硬物全消"，饭量也正常了。

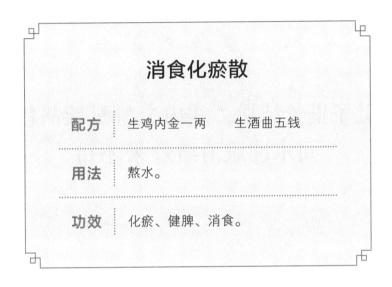

消食化瘀散

配方	生鸡内金一两　　生酒曲五钱
用法	熬水。
功效	化瘀、健脾、消食。

在这个方子里，酒曲是酿酒的酒曲，是曲类、发酵类的东西（南方有的超市里就有卖的，有的药店有卖的，也可以在网上买），有强壮脾胃、消食导滞的作用，而且它还有通行之性；生鸡内金有化瘀、健脾胃、消食的作用。这两个药材配合在一起，就能把胃里的瘀积给化掉。

这是张锡纯一个特别巧妙的用法，一两生鸡内金配五钱生酒曲，就把人因为胃功能虚弱导致的胃结节给消除掉了。

03
肚子里长结块，鸡内金粉配柴胡粉
用水冲服消结效果不错

　　鸡内金是一种食品，很多人在烹饪前，往往忘记把鸡内金的那一面撕下来，把它跟鸡的胃一起炖着吃了，当然也挺好吃。但鸡内金在张锡纯的手里，就变成了一个治病的利器，他的很多方子里都会用鸡内金来活血化瘀。尤其在治疗妇科、伤科和内脏有积聚（气血结成块）等病症时，效果非常好。

　　奉天大东关有一位叫史仲埙的先生，40多岁，在黑龙江做警察署长。他肚子里有积聚（硬块），怎么治都治不好，怎么办呢？就到沈阳立达中医院来找张锡纯。

张锡纯一看，他的积块在左胁下（肋骨下边），直径有三寸，一按非常硬，还经常疼，嗝逆、气短，饭量渐少。张锡纯再一诊他的脉，"脉象沉弦"，说明肝气不舒，有瘀结。于是，张锡纯就开了一个很简单的方子。

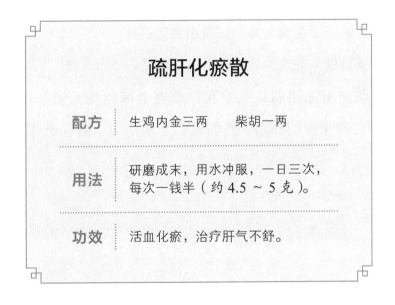

疏肝化瘀散

配方	生鸡内金三两　　柴胡一两
用法	研磨成末，用水冲服，一日三次，每次一钱半（约 4.5 ~ 5 克）。
功效	活血化瘀，治疗肝气不舒。

史先生回去以后，按照张锡纯的方子吃了十来天，体内的结块就化开了，他的病也痊愈了。

张锡纯认为，生鸡内金能化脏腑里的瘀积，因为它善于消融，而柴胡疏肝理气，可以引药入肝经，所以他碰到脏腑里有瘀积的情况，往往会用生鸡内金配上一点柴胡给患者用，既安全可靠，疗效又好。

张锡纯认为无论人的脏腑何处有瘀积，鸡内金皆能消之。这就是中医名家的经验，所以，张锡纯在很多方子里加生鸡内金，并不是消食导滞，而是用来化瘀的。

通过这个医案，我们能学到什么呢？

脏腑里无论有什么瘀积，鸡内金都能慢慢给您化开，因为它有化瘀的作用。我们又多了解了一个有化瘀作用的食品。

04

鸡内金做饼，
轻松消孩子积食、疳积

张锡纯有一个好朋友，叫毛仙阁，他们俩经常在一起切磋医术，而且毛仙阁的家人有病时还会请张锡纯来治疗。

张锡纯记载，毛仙阁曾经治过一个孩子，这个孩子什么问题呢？

他两三岁时，肚子就开始胀大，越胀越厉害，到了五六岁时，已经胀得非常大了，看起来面黄肌瘦，也不怎么吃得下东西，其实就是患了疳积——"俗所谓大肚痞也"。

什么是疳积呢？

疳积是小孩的一种严重的消化系统疾病，主要症状是脸色蜡黄，毛发干枯，甚至成一缕一缕的状态。这种孩子往往肚子胀大，这一点特别明显，而且身体特别瘦，胃口特别差，大便容易糖泻（不成形）。

现在患疳积的孩子比较少了，过去其实有很多。我小的时候也见过这样的孩子，瘦弱不堪，肚子很大。这种孩子是怎么得的这个病呢？

大部分是因为父母喂养失当导致的，喂得太多，所以一开始孩子出现了积食。中医说"积为疳之母，无积不成疳"，也就是说，积食是疳积的基础，孩子吃多了以后，脾胃受伤了，导致消化系统紊乱，不能吸收营养，再吃东西就更不能运化，所以肚子胀得很大。

治疳积一般要先消食导滞，同时再用点补脾的药。毛仙阁知道孩子患了疳积，他就用了张锡纯的补脾消食饼。

在这道食方里，鸡内金烤熟以后，等于是炒鸡内金，它有消食导滞、化瘀的作用，白面加点糖补脾，所以这些东西和在一起，既补脾，同时也消积，小朋友特别喜欢吃。这个孩子吃了一个多月，病就痊愈了，其实这里再加点怀山药效果会更好。

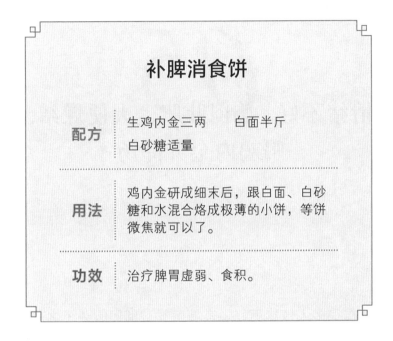

补脾消食饼

配方	生鸡内金三两　　白面半斤 白砂糖适量
用法	鸡内金研成细末后，跟白面、白砂糖和水混合烙成极薄的小饼，等饼微焦就可以了。
功效	治疗脾胃虚弱、食积。

这个医案告诉大家什么呢？

孩子积食会导致很严重的后果。有的孩子肚子很大、四肢很瘦、身体虚弱，这些往往是疳积的前兆。而鸡内金具有消食导滞的作用，如果我们能做这样的饼给孩子吃，通过食疗就能把积食给消掉，这是一种很好的保证孩子健康的思路。

05

情绪不好，胸闷肚胀，大便燥结，喝鸡内金升降汤

现在很多人情绪不好，容易生气、郁闷，久了之后就会肝气不舒。肝气不舒会引起什么问题呢？

中医叫"肝木横逆克脾土"，什么意思呢？也就是说，当您情绪不好、郁闷时，肝木会横逆来欺负脾胃，最终会导致脾胃不适，肚子胀，饮食越来越少。时间长了，人的脾胃就越来越弱，这叫肝郁脾弱，这是很多情绪不好的人最后会陷入的一种不良状态，进入这个状态后会出现胸闷，肚子胀，两胁有时会疼痛、胀满，不能饮食，胃口不好等症状。

有一位年近六旬的老太太，本来身体就不怎么好，又操心家务，最后导致胸闷肚子胀，胃口不好，舌苔发黑，大便燥结，十多天才大便一次。

家里人请了医生来治，结果治了半年都没有效果，最后她的身体越来越弱，病势越来越重，这时他们就请来了张锡纯。张锡纯一摸她的脉，"脉细如丝，微有弦意"，脉细如丝是脾气弱、正气不足的表现，"有弦意"说明她肝气不舒，但"至数如常"，脉跳的次数还算正常，说明她还可以治。

张锡纯就给老太太开了他治疗肝郁脾弱的著名的方子——升降汤。

往往很多人治这种病上来一般先疏肝，但张锡纯认为她的正气已经弱了，这时候就别着力去疏肝了，疏肝反而会动气，需要先把脾胃的正气补足。这就是张仲景所讲的，"见肝之病，知肝传脾，当先实脾"。就是说见到肝出问题了，就要知道它一定会向脾转移，所以我们要赶快建大坝，把脾土补足，让肝气无法侵犯它。

当您正气足、肝气不舒时，您可以疏肝；但当您正气不足、脾气弱时，要把脾气先补足，肝气自己慢慢就会舒展下去，这种方法非常有效。

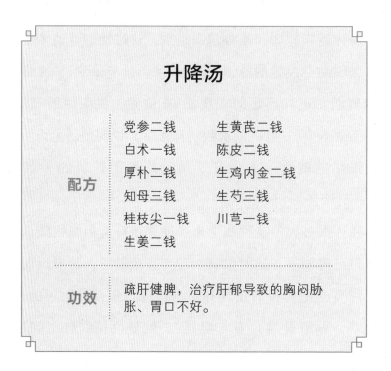

升降汤

配方		
党参二钱	生黄芪二钱
白术一钱	陈皮二钱
厚朴二钱	生鸡内金二钱
知母三钱	生芍三钱
桂枝尖一钱	川芎一钱
生姜二钱	

功效	疏肝健脾，治疗肝郁导致的胸闷胁胀、胃口不好。

服用以后，老太太渐渐好了，吃了十余剂以后，病就好了一多半。张锡纯跟她说，"再坚持吃"。最后，老太太吃了一百剂，病好了，身体也更加健康了。

这个方子里，张锡纯用的药比较多。这也是我讲张锡纯医案以来第一次用到上百服药的病例，因为这个人的病重，"病去如抽丝"，特别难治。

通过这个医案，我们能学到什么呢？**当我们肝气不舒，导致脾胃虚弱，总是闹肚子、便秘、胃胀、不消化时，要立即着重去补脾胃，调脾胃的升降，而疏肝是次要的。**

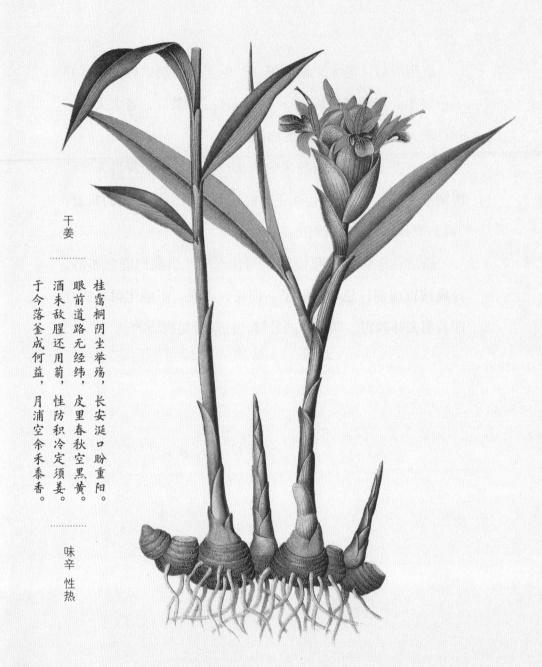

干姜

桂露桐阴坐举觞，长安涎口盼重阳。
眼前道路无经纬，皮里春秋空黑黄。
酒未敌腥还用菊，性防积冷定须姜。
于今落釜成何益，月浦空余禾黍香。

味辛 性热

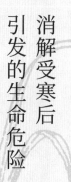
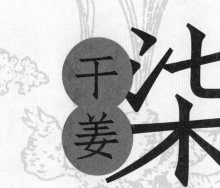

柒

干姜

消解受寒后
引发的生命危险

『干姜味辛，性热，为补助上焦、中焦阳分之要药』，上、中焦阳分亏虚了，就可以用干姜来暖。

味辛 性热

干姜

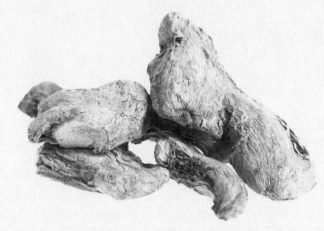

　　干姜，味辛，性热，为补助上焦、中焦阳分之要药。为其味至辛，且具有宣通之力，与厚朴同用，治寒饮杜塞胃脘，饮食不化；与桂枝同用，治寒饮积于胸中，呼吸短气；与黄耆同用，治寒饮渍于肺中，肺痿咳嗽；与五味子同用，治感寒肺气不降，喘逆迫促；与赭石同用，治因寒胃气不降，吐血、衄血；与白术同用，治脾寒不能统血，二便下血，或脾胃虚寒，常作泄泻；与甘草同用，能调其辛辣之味，使不刺激，而其温补之力转能悠长。《神农本草经》谓其逐风湿痹，指风湿痹之偏于寒者而言也，而《金匮》治热瘫痫，亦用干姜，风引汤中与石膏、寒水石并用者是也。此乃取其至辛之味，以开气血之凝滞也。有谓炮黑则性热，能助相火者，不知炮之则味苦，热力即减，且其气轻浮，转不能下达。徐灵胎曰："凡味浓之药主守，气浓之药主散，干姜气味俱浓，故散而能守。夫散不全散，守不全守，则旋转于经络脏腑之间，驱寒除湿、和血通气所必然矣，故性虽猛峻，不妨服食。"

——摘自《医学衷中参西录》

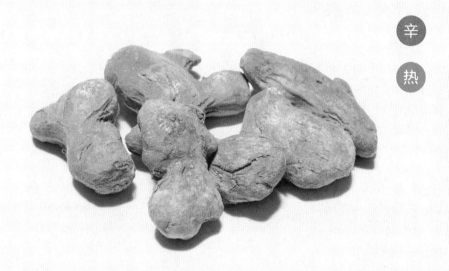

辛

热

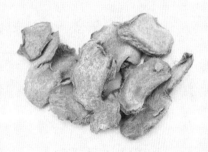

功效

- 温中散寒
- 回阳通脉
- 温肺化饮

主治

① 脾胃寒证，脘腹冷痛，呕吐泄泻。

② 亡阳证，肢冷脉微。

③ 寒饮咳喘。

01

经常喝冰凉之物，
会导致心、肺、胃受伤

干姜就是鲜姜（一般是老姜）烘干以后，变成的姜。生姜和干姜有什么不同？生姜有发汗、解表、和中降逆的作用，比如说姜汁可以止呕；干姜暖中，所以它发汗的作用就小了，但它的辣性更强。

张锡纯认为"干姜，味辛，性热，为补助上焦、中焦阳分之要药"，他说上焦、中焦阳分亏虚了，就可以用干姜来暖。张锡纯对干姜是情有独钟的。

曾有一位40多岁的女性，"上焦满闷烦躁"，感觉上焦总是又闷又胀，堵得慌，烦躁，总想吃凉的东西。可是一吃凉的东西，就觉得堵的感觉更厉害了。并且清晨的时候还会腹泻（黎明泻，也叫五更泻）。这个问题已经持续了一段时间，女子觉得自己整个肚子都胀起来了，这不是什么好事，因为但凡肚子胀起来都不是好事。同时，她的脉像琴弦一样细，跳得有点慢。家人就赶紧请了张锡纯来看病。

张锡纯一看就说，这是寒气带着水湿堵在中焦，导致气机不畅，"寒饮结胸，阻塞气化"，所以会觉得胸口闷、胀。

但为什么患者会觉得烦躁，想喝凉东西呢？

张锡纯有一个理论：当人的阳气不足时，胸中气机都阻滞在那，无法流通，所以会有热、烦闷，想喝点凉东西的感觉，但这是虚热，是假象。所以很多患者的阳气受伤或阳气不足，体内湿气很重时，他就想喝凉水，但越喝越不舒服，还觉得烦躁。有些医生就判断不出来，这到底是寒还是热。张锡纯的经验很关键，这时候是阳气不足，阳气不足会产生虚热的情况，这个热是假象。

这时张锡纯就给患者开了理饮汤服用。

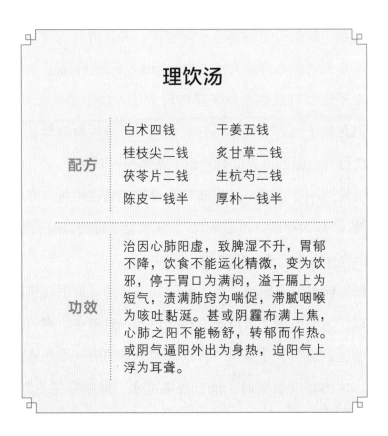

理饮汤

配方

白术四钱　　　干姜五钱

桂枝尖二钱　　炙甘草二钱

茯苓片二钱　　生杭芍二钱

陈皮一钱半　　厚朴一钱半

功效

治因心肺阳虚，致脾湿不升，胃郁不降，饮食不能运化精微，变为饮邪，停于胃口为满闷，溢于膈上为短气，渍满肺窍为喘促，滞腻咽喉为咳吐黏涎。甚或阴霾布满上焦，心肺之阳不能畅舒，转郁而作热。或阴气逼阳外出为身热，迫阳气上浮为耳聋。

患者家属看完这个方子就说，"她想喝凉东西，是不是体内有热啊？您给这么热的药她吃下去能行吗？"

张锡纯说："我们先拿几钱干姜熬水喝，看看她的情况，如果觉得舒服，接着喝就没事了。"

当女性喝了干姜熬的水，心里烦躁、堵的感觉一下就没了，觉得很舒服，"胸中烦躁顿除"，家属这回相信张锡纯了，就让患者喝理饮汤。张锡纯说，因为她黎明腹泻，阳气非常不足，而白芍有点凉，所以把方子里的厚朴和白芍去掉了，加了生鸡内金一钱半化瘀，补骨脂三钱温阳。"连服十剂，诸病皆愈"，患者一共吃了十剂，病就好了。

这个医案告诉我们，经常喝冰饮料或经常吃寒凉的药，长此以往会导致胸中阳气受伤。比如，心、肺、胃之阳受伤，引起肚子胀、胸闷等症状，这时有的患者不敢碰一点凉东西；但有的患者会觉得心里烦躁，想喝点凉东西，这其实是假象，这时越喝凉的越伤阳气，肚子越胀，里边越堵得慌。

张锡纯认为，这时候的热是假象，一定要赶快用温药给它暖过来。什么是温药呢？比如干姜。张锡纯用药非常讲究，干姜的药性在上、中二焦，所以他温上、中二焦时就主要用干姜，配点白术或者其他药，这个方子就是理饮汤。用理饮汤，就能把上、中二焦的寒湿祛掉，让体内的阳气运转起来，这样患者就能慢慢痊愈了。

我们一定要学会识别虚热，否则的话方向搞错了，越用凉药病就越重。这绝对不是小事，阳气伤了，病就难治了，有的人身体因此就崩溃了，而且这种情况下再温暖他的身体，花费的时间更长。您看张锡纯治其他病，药到病除，一两服药就能解决问题，但是温暖这位患者的身体，是一点一点暖过来，甚至要用十服药，花的时间比较长。

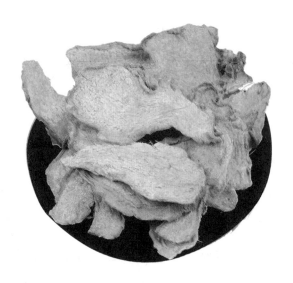

干姜片

02

体内寒湿太重，
要喝理饮汤

还有一位女性，快 50 岁了，总觉得上不来气，胃口越来越差，饮食越来越少。她请了很多医生，他们都是给她开的或宣通、或升散、或健补脾胃兼理气的药，结果一点作用都没有。

后来，她的身体特别虚弱，床都起不来了，此时病得已经非常重了。患者家属也觉得这是不是得了什么不治之症？

听说张锡纯屡次治疗危重病症，快死的人都被他救过来了，于是他们就把张锡纯给请来了。

张锡纯一摸她的脉，像琴弦一样很细，几乎摸不到，"弦细欲无"。这位妇女还有一个很明显的症状——不断地吐痰，痰非常稀。

痰代表着人体的状态，比如说一个人咳的痰是黄痰且成块，代表体内有热；一个人咳的痰是白色的，像沫、像水、像鸡蛋清，看上去特别清稀，就说明体内有寒饮，是寒症。

中医认为，体内带有病邪的液体分三种，一种是水，就是我们说的湿气；水凝结成黏稠一点的叫"饮"，然后再黏稠一点就变成痰了（痰就是黏稠的液体）。所以，我们经常并称水饮。实际上，体内有水饮都是湿气重的一种表现，而阳气不足导致的湿气重就是寒饮的一种状态。

这个患者经常觉得胸中有东西堵着，气出不来，上下不通。所以，结合这些症状，张锡纯判断患者有寒饮凝结。因为寒饮凝结的人，会出现气机不通、胸中胀闷的情况，表现为吐的痰是白色的、清稀的，像水一样淡，呈沫状。

张锡纯就给患者开了理饮汤，主要用药就是干姜，这个方子里，张锡纯把干姜改为七钱（21克），分量很重了。连服三剂以后，这位女性就有胃口，可以吃东西了，但觉得呼吸还有点困难。于是张锡纯在方子里又加了三钱生黄芪来补气，连服十余剂，患者彻底好了。

一个到处请医生治都没治好的患者，服了张锡纯十几服药就好了，这都要归功于张锡纯认症准确，不被假象所迷惑的高超医术。

这个医案提示我们什么呢？

大家一定要注意寒饮的危害。现在，我们很多人体内都湿气重，阳气不足，比如，我们之前用了不少凉药，或者经常喝冰饮，脾胃肯定就会受伤，导致阳气不足，水湿滞留体内，阻止气机的运化，使呼吸不通畅，憋闷时会喘咳，有时肚子会胀，稍微吃点凉东西肚子就胀，胃口也开始变差，饮食减少，尤其吐带白色沫或者像水、鸡蛋清一样淡的痰。

如果您出现这种情况，就要怀疑是不是有寒饮。如果自己不会判断，可以请附近的中医帮助您。如果体内有寒饮，服用理饮汤是非常好的调理方式。

03

脾胃受寒，一吃东西就胀，可用温降汤调治

下面讲一个用干姜治脾胃毛病的医案。

有一个14岁的孩子，突然胃里出血，而且一咳嗽就吐血，几天不愈，他家里人就赶快把张锡纯请来了。

张锡纯来了一诊脉，说孩子的脉象又迟又濡，右手的关脉尤其厉害——"迟濡，右关尤甚"。张锡纯怀疑，这个孩子应该是脾胃受寒了，不能运化饮食。就问孩子是不是一吃东西就胀，不想吃东西，孩子说："是这样的。"

当一个人脾胃受寒或热的影响时，就会引起肠胃系统的改变。比如，胃里有虚热，往往胃口好，特别喜欢吃东西；

胃寒或气虚，吃完就会肚子胀，不消化。但无论是气虚还是受寒，都可能导致吃完饭肚子膨闷胀饱，不能消化。

张锡纯说，因为胃气不能往下走，同时脾胃又受寒了，导致身体里的痰湿特别多，结果痰湿往上逆，就会吐血。

张锡纯给患者开了个方子——温降汤。

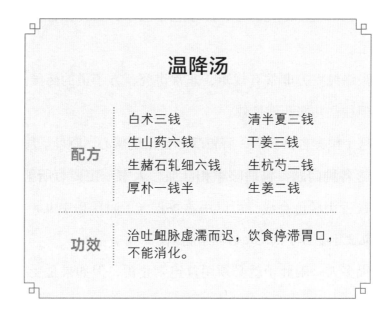

温降汤

配方		
	白术三钱	清半夏三钱
	生山药六钱	干姜三钱
	生赭石轧细六钱	生杭芍二钱
	厚朴一钱半	生姜二钱

功效	治吐衄脉虚濡而迟，饮食停滞胃口，不能消化。

方中的干姜、白术是补脾的，半夏是降逆的，怀山药也

补脾胃（它是启动脾胃功能一味特别强的中药），生赭石细末往下降逆，生姜温阳，用点白芍治前面这些药的热性，往下收敛一下。最后，孩子喝了一服药，吐血的症状就止住了。

人在受寒时会有各种反应，其中有一种症状就是出血。过去，我们一见出血往往都认为是热症，但张锡纯却在这里给大家讲了，寒症也会引起出血。这个孩子又喝了几天，之后再吃东西就能运化开了，肚子也不胀了，饮食正常，咳嗽也好了。

张锡纯立方非常有规矩，非常讲究，方子里的药虽然不多，但往往几服药就见效。

这个医案告诉我们，**脾胃受寒会出现恶心、呕吐、腹泻、胃疼等各种问题，包括咳嗽和吐血，大家一定要有所警惕。**这时候舌头颜色会浅，可以用藿香正气、附子理中丸（附子理中丸里干姜占了很大比例）来温阳。

很多人一闹肚子就必须用黄连素止泻，但如果是受寒引起的闹肚子，吃黄连素这种凉药，会越吃越凉，未必管用。这时用点干姜温阳反而好一点。

04

受寒后流鼻血也可用干姜治疗

张锡纯做代课老师时曾治过一个 13 岁的孩子，这孩子一日之内四次衄血（多指出鼻血，身体其他地方出血也叫衄血）。张锡纯给这孩子诊脉时，发现他的脉很平和，于是张锡纯就问，"你觉得身上发凉还是发热？"

孩子说不觉得发凉或发热，都挺正常的。因为脉象也挺正常，也判断不出来寒热。

张锡纯就说："我根据经验判断吧。"于是就给小孩子开了点清凉止血之品，结果孩子服了药之后，鼻血流得更多了。张锡纯心想这是用错了药，用反了。

这时张锡纯一摸他的脉，好像又微弱了一点，这下他知道了，这是因为寒而导致的胃气不降，这种情况是体内阳气不足，寒湿稍微重一点，胃气往上走了。这时用凉药会越用越糟糕，于是张锡纯就用了温降汤。

结果喝了一服药，孩子一天出四次鼻血的病就好了。

治流鼻血也有些很简单的方法，如果没有寒热，就是因为天气干燥流鼻血，这时我们可以把头绳或者线扎在中指上（两只手的中指都行）勒一会，可能鼻血就止住了。但这个孩子，因为他阳气不足、寒气重，如果我们就这么止血，实际上他体内的寒气还在，阳气还是不足，以后可能会出现其他问题。张锡纯这次把他的阳气给暖起来，相当于把他体质给改变了，除了衄血，可能其他问题也解除了。所以，一个高明的医生往往看到的是病的外在表现，最后调的是体质。

通过这个医案我们可以学到这么一个思想：**任何一种病症都分寒热，即使是出鼻血这样的病，很可能是因为热症导致的，但也可能是受寒引起。**

根据寒热来调整人的身体状态，是中医一个最根本的思路，绝对没有一种病只用凉药或热药，就能把它治好的。

孩子流鼻血，给他喝白茅根水

很多家长问过我："孩子流鼻血怎么办？"

很多小朋友流鼻血，一般情况是因为热。

因为小朋友一般都是阳盛（阳气旺）体质，所以当肺胃之气不往下降时，心火在上边很热，就会导致流鼻血。

这时可以用点清热的药，比如白茅根，它是清热、利尿的。把水烧开了以后，把9~15克白茅根放里边，过几分钟白茅根沉底了，闭火就行。这个水放凉，给孩子喝了能清热，甜甜的，非常好喝。

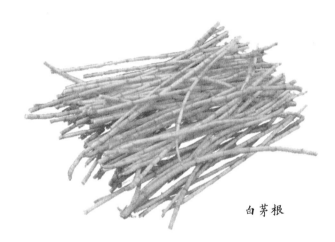

白茅根

05

脾胃受寒后上吐下泻、胃疼，吃不下饭，干姜熬水喝下去就好

现代人的生活条件跟古人不一样，导致我们的脾胃特别容易受寒。比如夏天有冰冻的饮料，喝多了会使脾胃的阳气受伤。

有的人说外国人喝了怎么没事呢？

我觉得真的别跟外国人比，我们不是一个人种。比如欧美人的舌头，一伸出来是鲜红的；非洲黑人的舌头，一伸出来是白色的。

所以，坦诚地讲，好多外国人请我去讲舌诊，我没法给他们讲，因为我真的不知道怎么通过他们的舌象来辨证。这些欧美人，喝冰饮料可能没事，但我们可不一样，我们肠子的长度都不一样，人家吃牛肉可以带血吃，但我们不这么吃。所以

我觉得我们别跟他们学，在这片土地上，还是要按照我们祖先生活的规则来生活，不要在大夏天吃冰西瓜，特别凉，哗哗吃下去，会上吐下泻，出现细菌感染。为什么细菌感染？

因为冰进入体内会抑制脾胃的正常运化功能，所以脾胃功能下降了，细菌就繁殖起来了，外邪就进入了。我见过有的人，夏天从冰箱里把凉的烧鸡拿出来就吃，结果腹泻了好多天，人瘦得不得了。

我们一定要好好保护脾胃的阳气，少吹空调、少吃寒凉的药；天冷时，不要袒胸露怀；另外不要蹚凉水，足太阴脾经从腿走，这样会凉到脾胃。

冬天被冷风吹到是一种受寒形式，夏天人为地往身体里放冰块是另外一种受寒形式。而脾胃受寒就会出现肠胃功能紊乱，即胃痛、上吐下泻、发热，甚至胃出血等严重情况。

其实，**调理受寒后胃疼最好、最简单的方法就是用干姜熬水喝**。如果家里的厨房有干姜是最好的，我甚至建议每一个人的家里都备点干姜或干姜粉，用干姜熬水喝下去，很快身体就能暖过来。

好多人胃疼得不得了，吃一颗同仁堂的附子理中丸就能止住疼痛。大蜜丸一嚼，很辣，因为干姜的成分很多，一丸下来就能暖过来。

我小时候贪玩，有一次天冷了出去蹚水玩，回来后胃疼得不得了，可以说疼得"死去活来"。当时我母亲给我扎足三里穴，扎完了还疼。因为这是受寒导致的肚子疼，只扎足三里效果一般。然后我母亲说，"不对，这孩子明显受寒了"，就开始给我用热水泡脚，服附子理中丸。

我印象特别深刻的是，附子理中丸吃下去半丸就马上好了，之前疼得死去活来的，一下不疼了。从此以后我就知道了中医对症调理的厉害。后来我碰到谁受寒了，就用干姜或附子理中丸给他暖脾胃，大多数人一暖脾胃立刻就好了。

我们要知道，如果受寒了，比如说去蹚水了、被冷风吹到了、喝了冰的饮料、吃了凉的东西等，导致上吐下泻，都要用温阳的方法把它调理过来，而且效果立竿见影。甚至有时患者吃完寒凉的药，比如说用普济消毒饮（是很凉的药）治疗咽喉肿痛，吃完几服后，我都会让患者再吃一点干姜或附子理中丸，往回暖一下，把体质再调回来。这都是我的经验，我觉得保护脾胃阳气很关键。

06

关键时刻，一杯热水冲干姜粉，
绝对是救命的

　　干姜的用法比较多，我们平时可以用干姜熬水。身边没有干姜时，可以在旅行袋里、包里备些干姜粉，一旦受凉时，用干姜粉冲水喝，也能起到干姜的作用。干姜粉便于携带，而且不会变质，需要时用开水一冲，喝下去就行。

　　还可以用干姜泡脚。比如，拿6克干姜熬水——这个热力已经够了，熬好以后泡脚，它温暖身体的效果特别好。用干姜泡脚是我特别推崇的一个方法，热力通过皮肤进入经络，让身体暖起来，尤其是下焦受寒时，比如说一个人出去淋了雨、蹚了水，被冷到了，腿冰凉，这时如果能马上用干姜熬水泡脚，让经络暖过来，效果就特别好。干姜泡脚的方法最适用于下焦受寒时。

当脾胃受寒时，比如说吃了冰东西，突然感觉胃疼、恶心、要吐，或者是腹泻，这时实际隐患已经深了，病到脾经了，可以拿6克干姜熬水喝或吃附子理中丸。

实际上，同仁堂的附子理中丸就是用附子配白术、茯苓、干姜，再配点甘草，这里边干姜是最主要的药材。附子理中丸嚼了有辣味，这是干姜味，对受寒引起的上吐、下泻、胃疼，效果立竿见影。

干姜暖中的效果也特别好。所以我觉得家里可以备点干姜，干姜粉更可以长期储存，有时猝然受寒就能拿来用。清朝中医大师王孟英年轻时学了中医，第一次给人治病是治他的老板周光远。一次，周光远突然捂着胸口，倒地上不省人事。实际上是因为他的阳气不足，导致阳气欲脱，出现了危症。王孟英判断了周光远的情况后，立刻就拿姜熬水（过去很多女孩都把姜挂在脖子上辟邪、防寒），给他老板灌下去，他老板一下就暖过来了。王孟英把老板给救了，所以自此以后备受重视，周光远也一辈子把他当兄弟，一直追随着他。

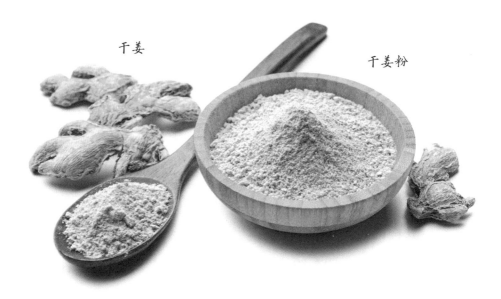

干姜

干姜粉

　　像有的城市早晚温差很大，比如三亚白天的温度很高，但晚上还是挺凉的，有的人不知道，晚上出去跳舞一下就受寒了；或者是北方初冬时，老人们早起锻炼身体，晨雾很凉，很多老人阳气不振，心脉就凝滞了，很容易出现问题。这时如果身边有点干姜，拿开水泡了咕咚咕咚给他灌下去，暖过来就好了。要不然冷了以后心脉凝滞、血管收缩，本来老人的血管平时就堵，现在就会堵得更厉害，会出现脸色煞白、冒虚汗的情况，甚至直接影响心脏跳动，很多老人一下子就走了——心阳不足时是很危险的。

去年我母亲的一个好朋友，她的老公是一位非常儒雅的房地产老板，来三亚给大家带了好多礼物，晚上挨家送礼物。其实冬天的三亚晚上挺凉的，他给大家送礼物时心脏疼得不行。他们想去医院叫车也叫不到，他和媳妇一起走到医院后就不行了，医生都吓坏了，让他赶快转院，说他们治不了。

结果这人当天晚上，在转院途中就走了。

这样的老人特别多，在北方深秋的时候穿得很少，早上起来就去锻炼，跑着跑着不行了，倒地上了。据统计，日本每年因洗澡去世的老人也特别多，因为洗澡时，老人为了省电把水温调得很凉，一凉下来，心阳不足，心脏疼得不得了。平时老人的血脂高，心脏都堵了，一旦凉了，受刺激了，可能一下就走了。

所以，对老人来讲，在关键时刻，一杯热水冲干姜粉，那绝对是救命的。

像很多无锡人早上起来，会用一盘生姜丝配着面吃。尤其是冬天比较凉，出来行路穿得少，阳气不足的人就会受伤，搞点姜吃就会暖起来。但一般不要在晚上吃姜，因为太热，可如果您真的阳气不足，受寒了，晚上也可以吃，救命要紧。

过去，有的人是习惯身上带姜的，很多商人早起出去做生意，就会拿两片生姜含嘴里，身上带的干姜就放到肚子那暖肚子。

建议阳气不足的人随时备点姜，姜有发散、发汗的作用，拿它发汗可以辟邪气，湿气重的人可以避寒。真正的干姜是暖中的，不发汗。所以，如果吃附子没有配姜，它就不会热起来，附子无姜不热，姜能把火点起来，它们俩配在一起是相得益彰。张仲景的很多方子里就是配生姜或干姜。

孔子说"不撤姜食"，是有养生道理的，实际上孔子生活的山东一年四季寒冷的时候居多。过去人穿得少，很容易受寒、阳气不足，多吃姜那是好事。

地黄

· · · · · · · · · · · ·

地黄饲老马，可使光鉴人。
吾闻乐天语，喻马施之身。

· · · · · · · · · · · ·

味甘 性温

地黄

捌

地里挖出来的地黄根，呈白黄色，里面有汁液，它能清热、凉血、化瘀血、生新血，所以医生在治疗吐血等外感病、温病时，往往会用鲜地黄清热、滋阴、除邪气。

味甘　性温

地黄

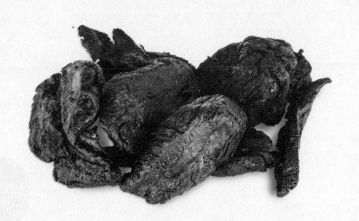

　　鲜地黄，性寒，微苦微甘，最善清热、凉血、化瘀血、生新血。治血热妄行、吐血、衄血、二便因热下血。其中含有铁质，故晒之蒸之则黑，其生血、凉血之力，亦赖所含之铁质也。

　　干地黄（即药房中生地黄），经日晒干，性凉而不寒，生血脉，益精髓，聪明耳目。治骨蒸劳热，肾虚生热。

　　熟地黄（用鲜地黄和酒，屡次蒸晒而成），其性微温，甘而不苦，为滋阴补肾主药。治阴虚发热，阴虚不纳气作喘，劳瘵咳嗽，肾虚不能溉水，小便短少，积成水肿，以及各脏腑阴分虚损者，熟地黄皆能补之。

——摘自《医学衷中参西录》

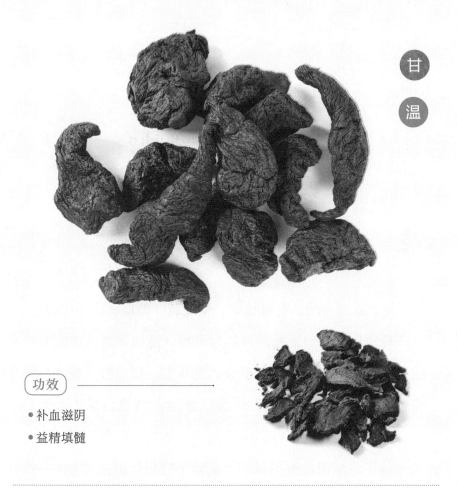

甘

温

功效

• 补血滋阴
• 益精填髓

主治

① 血虚萎黄，心悸怔忡，月经不调，崩漏下血。

② 肝肾阴虚，腰膝酸软，骨蒸潮热，盗汗遗精，内热消渴。

③ 肝肾不足，精血亏虚，眩晕耳鸣，须发早白。

01

什么是生地、熟地？

　　地黄这味中药，有鲜地黄、生地黄、熟地黄这几种制品。

　　鲜地黄就是地里挖出来的地黄根，呈白黄色，里面有汁液，它能清热、凉血、化瘀血、生新血，所以医生在治疗吐血等外感病、温病时，往往会用鲜地黄清热、滋阴、除邪气。清朝有很多医家特别擅长使用鲜地黄，但我们现代保鲜技术强了，反而很难买到了。我们平时用生地比较多——把鲜地黄晒干，生地是滋阴凉血的。

　　过去做道地药材是要经过九蒸九晒的，鲜地黄经过九蒸九晒的炮制以后就变成了熟地，但现在一般用机器做熟地，传统工艺丢失了很多。生地和熟地不一样，生地是凉血的，药性是凉的；熟地药性偏温，甘而不苦，张锡纯认为它是滋阴补肾的主药。

我在前面讲过，有些中药虽然是滋阴的，但药性是温的，比如说山药、山萸肉，它们都是补精的。但我认为在滋补肾精的药材里可能没有其他药的药效能超过熟地，其他药都是配合它使用的。

张锡纯认为熟地补阴虚，能治疗阴虚发热，阴虚不能纳气作喘、痨瘵（结核病）咳嗽，肾虚不能漉水，小便短少，肾虚导致的水肿，以及各脏腑阴分虚损者。

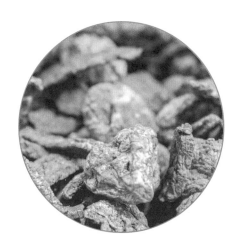
生地黄

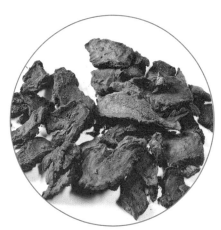
熟地黄

02

肾精足，人才有生机；
熟地黄，补肾精第一

张锡纯年轻的时候，到天津去考科举，在一个部郎家里饮酒。这家有一个30多岁的女仆人，当时得了温病（外感的热症），10多天了，已经病势垂危了，大家都觉得她要不行了，就想把她抬到外面去，等着人去世了好办丧事。

他们吃饭的时候同桌有一个人叫贾佩卿，他听说府上有仆人病得这么重，就说让懂医的张锡纯来给她看看。张锡纯看后发现这个患者白天晚上都腹泻，而且别人叫她的名字，她已经不知道答应了，眼睛也不动弹。张锡纯再一摸她的脉，一呼一吸之间七至，跳得非常快，一按脉就没有了。于是张锡纯就给她开了一个药方——补气扶正汤。

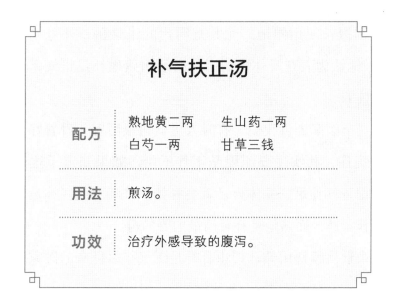

补气扶正汤

配方	熟地黄二两　　生山药一两 白芍一两　　　甘草三钱
用法	煎汤。
功效	治疗外感导致的腹泻。

结果一服药喝完，这个患者不泄泻了，神情也缓过来了，身体居然好了。

这都归功于张锡纯认症准确，他认为这个患者的情况就是身体虚，正气消耗殆尽，所以用二两熟地大补肾精，然后用生山药补脾，用杭芍敛肝、柔肝。这个方子最主要的药就是熟地黄和山药。

过去，道家经常把熟地和山药放在一起熬，所以但凡和道家有联系的医生，比如说陈士铎、傅青主、张景岳，他们都特别擅长使用熟地。尤其是明代的张景岳，外号"张熟地"，他认为人在身体虚的时候必须用熟地补足正气，这人才能抗邪。

这个医案告诉我们，有时人虚弱得很厉害，看着好像是外感病症，其实主要原因是正气不足，如果知道了这个要害，把正气补足，身体自己就会开始往外清邪气。补足正气就要补肾精，而熟地是补肾精最主要的药。

张景岳经常用熟地帮患者补足正气，后世有的医家不理解，说："这不会把邪气敛到身体里去吗？"

不会的，其实有大量病例显示，人在正气不足，尤其是肾精不足时，祛外邪还真的要加熟地，把肾精补足以后人才有生机，才有能力抵抗外邪。

道地的熟地和山药都产在河南焦作的温县，古代叫怀庆府，所以这里产的四种道地药材——山药、地黄、菊花、牛膝，叫四大怀药。在中医里，它们都非常有分量，其中山药和地黄是两员大将。

03

熟地补肾的力量非常强大，
可立刻把人的正气补足

张锡纯老家邻村有一名姓高的妇女，身体特别弱，又得了外感的温病，五六日以后，开始咳痰、喘得不得了。

她的家人就请张锡纯来治，张锡纯开的方子是《金匮要略》里的小青龙加石膏汤。药一喝下去，"喘顿止"，因为小青龙汤动肾气、抗邪。

肾气不足的人，用小青龙汤调动肾中精气来抗邪，人的身体马上就会有反应。当时晚上八点多，患者的喘就止住了，一夜安眠。但第二天早上，她的喘突然又发作了，精神恍惚、心中怔忡。家里人再次把张锡纯请来，一诊脉，虚得飘起来了，一按又没了，然后脉跳得非常快。说明患者的正气欲脱，就要不行了，马上要出变症了。

张锡纯赶快开方子，熟地黄四两，干山药片一两，又开了野台参，但家人跑遍了药房，也没买到台参。于是张锡纯说，"就单用熟地黄和干山药吧，赶快熬水。"

患者一天连着喝了三剂，共用熟地黄十二两（这个量是非常大的），干山药片三两，一个补肾精，一个补脾，结果喝完之后，患者的病彻底好了。熟地配干山药片熬水喝可以大补脾肾，对于肾虚、肾精不足的人，这种方法非常好用，过去也经常用。傅青主也经常用熟地。

其实，熟地黄用少了力量不是很大，我但凡一用就是50克以上，大部分医家现在用熟地已经用到90克以上了，为什么呢？量大才能一下把正气补足，这个人就能好转过来，这是我们的经验。

著名的方子六味地黄丸的最主要成分就是熟地黄，配上山药、山萸肉，来补肝、脾、肾三脏，再配点泻的药，一共六味药。其中，占绝大多数比例的成分就是熟地黄。熟地黄是一味特别重要的补肾精的药，在危急时刻，如果一个人肾精不足，我们就用熟地黄补肾精。

通过这个病例，我看出张锡纯没少读古书，因为如果不读古书的话，就不知道熟地能用这么大的量，张锡纯一定是读了古人的书，心中有所领悟，所以碰到这位患者，用了一次药就把病治好了。

后来，他在这个方子后面写了注解，说："此症应该用来复汤，当时我年轻还没有创造出来复汤。来复汤里面的药包括：山萸肉二两，加点龙骨、牡蛎等。"

张锡纯虽然这样讲，但我觉得存在就是合理，有可能用来复汤有效，但未必会这么快见效。他一天就把这么重的病治好了，说明当时用熟地配点干山药是合理的。

04

平常炖汤时放点地黄、肉桂，就能补肾精，延缓衰老

平常，我们普通老百姓应该怎样使用地黄呢？

其实地黄需要熬，但也有人把熟地切成块，当作药丸生吃。这样也可以。

我们还可以拿15～30克熟地煲猪肉汤、鸭肉汤喝，再配1～3克肉桂（指甲盖大那么一片），能养阴。但不能把它放到羊肉汤里补，否则温阳的劲太厉害。

我们去同仁堂这种老字号药店就能买到熟地。单独吃它，有些人会上火，补不进去。我曾做过试验，喝完熟地熬的汤就觉得上火了，然后加一片肉桂再熬，火就能敛下来了。

老祖宗总结说，肉桂能引火归元，意思是它能打开人体吸收的通道、生命本源系统的通道，比如下焦，打开之后，药就能被吸收。如果不打开这个通道，这些营养吸收不了在体内乱转，就变成火了，人就会觉得口干舌燥，嗓子有点疼，嘴起泡。实际上，一片肉桂就能解决问题，把火给引下来。

我们体内的肾精，有从父母那吸收来的先天之精，还有我们后天吸收的营养——后天之精。先天之精和后天之精封藏于肾，是生命的本源物质，我们衰老了、头发白了、牙齿摇动了，都跟肾精减少有关。

现在我们消耗太多，所以大部分人的肾精都不足。我曾经讲过，有一个香港的金融老师，他跟我说："罗老师，你看看我的舌头。"我一看他的舌头，说："你肾精不足。"他说："我跟我太太分居好几年了，怎么会肾精不足？"

我说这不一定是房事过度导致的，就让他把他的生活习惯给我讲讲。他是做金融的，要跟着美国的节奏走，看美国股市怎么样，看材料、分析金融，所以天天晚上熬夜。熬夜会消耗肾精，想问题也会消耗肾精。肾精慢慢消耗以后，人就会开始出现衰老的迹象，虚火也上来了，总会觉得嗓子有点疼，尤其一到冬至节气，就会出现眼睛肿、三叉神经痛、耳朵肿、牙疼、口腔溃疡、扁桃体肿——这就是虚火上来了。因为肾脏里的水是跟火在一起的，水少了，火就显得多了。另外一种解释就是人的肾精不足时，虚火就会冒出来，这叫水浅不养龙。

古人的方法很简单，熟地补肾精，能养阴，然后用肉桂把火引下来。我觉得，未必大家都有火，但是补肾精对人的身体是有好处的。

熟地我主张用来煲汤，熬过汤的熟地也不用吃。而且熟地有一个特点，如果一个人的脾胃特别弱，汤熬的时间不够长，喝了就会腹泻；如果能熬四五十分钟，时间长一点，腹泻的概率就小，因为药性熬出来了，药性里的滞腻也被化开了。

生熟地龙骨汤里就有滋阴的生地、肉桂，以及化气的陈皮，也有的人放点龙眼加生熟地龙骨汤的方子。

隔三岔五喝一喝这个汤，对身体绝对没坏处。